中国医学临床百家·病例精解

首都医科大学附属北京佑安医院

肝病与肿瘤介入治疗

病例精解

总主编 / 金荣华
主　编 / 张永宏

科学技术文献出版社
SCIENTIFIC AND TECHNICAL DOCUMENTATION PRESS
·北京·

图书在版编目（CIP）数据

首都医科大学附属北京佑安医院肝病与肿瘤介入治疗病例精解 / 张永宏主编. —北京：科学技术文献出版社，2022. 8
ISBN 978-7-5189-8915-7

Ⅰ. ①首　Ⅱ. ①张　Ⅲ. ①肝疾病—病案—分析 ②肿瘤—介入性治疗—病案—分析
Ⅳ. ① R575 ② R730. 5

中国版本图书馆 CIP 数据核字（2022）第 013782 号

首都医科大学附属北京佑安医院肝病与肿瘤介入治疗病例精解

策划编辑：蔡　霞　责任编辑：陈　安　责任校对：张永霞　责任出版：张志平

出 版 者　科学技术文献出版社
地　　址　北京市复兴路15号　邮编　100038
编 务 部　(010) 58882938，58882087（传真）
发 行 部　(010) 58882868，58882870（传真）
邮 购 部　(010) 58882873
官方网址　www.stdp.com.cn
发 行 者　科学技术文献出版社发行　全国各地新华书店经销
印 刷 者　北京虎彩文化传播有限公司
版　　次　2022 年 8 月第 1 版　2022 年 8 月第 1 次印刷
开　　本　787 × 1092　1/16
字　　数　154 千
印　　张　14.5
书　　号　ISBN 978-7-5189-8915-7
定　　价　118.00元

编委会

首都医科大学附属北京佑安医院 病例精解

编委会名单

肝病与肿瘤介入治疗中心

首都医科大学附属北京佑安医院
肝病与肿瘤介入治疗病例精解
编者名单

主　编　张永宏

副主编　崔石昌　崔雄伟　孙　斌

编　委（按姓氏拼音排序）

陈艳霞　高文峰　郝美君　何　宁　扈彩霞
李建军　刘博君　龙　江　鹿宁宁　平春霞
钱智玲　生守鹏　史勤生　宋飞翔　孙　玉
王海燕　杨晓珍　杨玉红　袁春旺　张英华
赵　鹏　朱　桐

秘　书　李建军　钱智玲　袁春旺　王　琦

主编简介

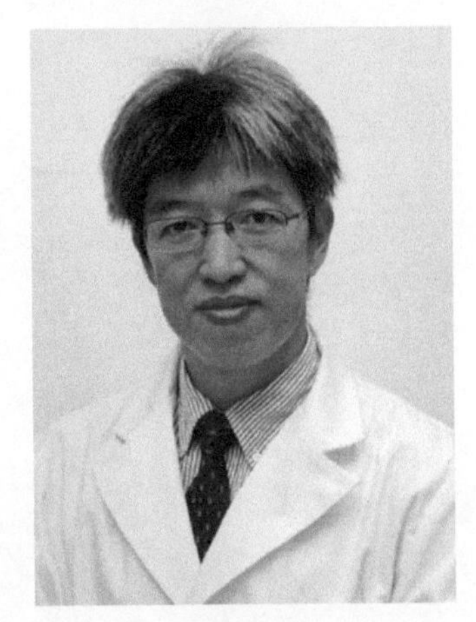

张永宏 医学博士，主任医师，教授，博士研究生导师，享受国务院政府特殊津贴。首都医科大学附属北京佑安医院肝病与肿瘤介入治疗中心主任，生物医学信息中心主任，传染病相关疾病生物标志物北京市重点实验室主任。国际生物及环境样本库协会委员，中国免疫学会感染免疫分会委员，北京医学会临床流行病学和循证医学分会委员。

承担国家自然科学基金及省部级课题十余项，荣获北京市科学技术奖一等奖1项、华夏医学卫生管理奖1项。入选教育部“新世纪优秀人才”。

序 言

首都医科大学附属北京佑安医院是一家以感染、传染及急慢性相关性疾病群体为主要服务对象和重点学科，集预防、医疗、保健、康复为一体的大型综合性医学中心，形成了病毒性肝炎与肝癌、获得性免疫缺陷综合征（艾滋病）与新发传染病、感染免疫与生物医学三大领域的优势学科。建有北京市肝病研究所、北京市中西医结合传染病研究所、国家中西医结合肝病重点专科、北京市乙型肝炎与肝癌转化医学重点实验室、北京市艾滋病重点实验室、北京市重大疾病临床数据样本资源库、首都医科大学肝病与肝癌临床研究所、北京市国际科技合作传染病转化医学基地。

作为感染性和传染性疾病的临床救治中心，首都医科大学附属北京佑安医院承担着北京市，乃至全国突发公共卫生事件及重大传染病的应急和医疗救治任务，积累了大量宝贵的临床经验。随着医学科技的进步，临床专业的划分与定位也日趋精细，对疾病诊疗精准化要求也不断提升。为让临床医生更好地掌握诊治思路、锻炼临床思维、提高诊疗水平，我们将收治的部分典型或疑难病例进行了分门别类的整理，并加以归纳总结和提炼升华，以期将这些宝贵的临床经验更好地留存和传播。

本套丛书是典型及疑难病例的汇编，是我院16个重点学科临床经验的总结和呈现，每个病例从主要症状、体征入手，通过病例特点的分析，逐步抽丝剥茧、去伪存真，最终找到疾病的本质，给予患者精准的诊疗。每个病例均通过对临床诊疗的描述，展示出作者的临床思维过程，最后再以病例点评的形式进行总结，体现了理论与实践的结合、多学科的紧密配合，是科室集体智慧的结晶，是编者宝贵经验的精华，相信对大家开拓临床思维、提高临床诊疗水平有所裨益。

本套丛书的编写得到了首都医科大学附属北京佑安医院广大专家们的大力支持和帮助，在此表示感谢。但由于水平有限，书中难免出现错漏之处；加之医学科学快速发展，部分观点需要及时更新，敬请广大读者批评指正。我们也将在提升医疗水平的同时，持续做好临床经验的总结和分享，与大家共同进步，惠及更多的同行与患者。

金荣华

前　言

随着20世纪70年代现代影像学技术问世，局部消融技术登上了历史舞台，而将其技术真正使用到肿瘤领域却不到30载。直至20世纪90年代，中国学者才将目光逐渐聚焦在局部消融技术在肿瘤领域的应用，并在致力于推动微创技术应用发展的进程中摸爬滚打，使得局部消融技术得到突飞猛进的发展。局部消融治疗具有微创、安全、住院时间短、术后恢复快等优点，已经越来越多地被医生、患者和家属接受，而其近期、远期疗效也注定了它在肿瘤领域发挥着不可忽视的作用。

本书涵盖肝、肾、肺、骨、前列腺、肾上腺等多个部位肿瘤的微创治疗，从疾病的诊断、治疗、随访、预后等各方面进行病例分析，再加上专家的病例点评，使读者对疾病可以有更全面、更深入的了解。尽管局部消融技术在不断发展，但消融治疗相关的专著或技术指导手册寥寥无几，因此，我科多名活跃在消融治疗一线的专家学者齐心协力、共同探索，撰写了本书，为消融技术的发展做出了贡献。

需特别指出，由于消融技术还处于不断完善和发展的过程中，书中可能存在一些不足之处，还期待各位同人在阅读后提出批评和建议，让我们一起为微创消融技术的发展添砖加瓦。

本书是我科活跃在消融治疗一线的专家学者共同创作的智慧结晶，我科郑加生教授作为国家肿瘤微创治疗产业技术创新战略联盟理事长在推动微创技术发展中沥尽心血，也在百忙之中通读全书，并针对问题逐一提出了宝贵意见，在此特别感谢！

张永宏

目录

第一章　良性病变介入诊疗……………………………………1

病例 1　超声引导下肝脓肿引流术 ……………………………… 1

病例 2　TACE 联合 CT 引导下消融治疗血管瘤 ………………… 7

第二章　肝脏恶性病变介入诊疗……………………………12

病例 3　TACE 联合 CT 引导下消融治疗小肝癌 ……………… 12

病例 4　TACE 联合超声引导下消融治疗小肝癌 ……………… 17

病例 5　TACE 联合 CT 引导下消融治疗中等肝细胞癌 1 ……… 23

病例 6　TACE 联合 CT 引导下消融治疗中等肝细胞癌 2 ……… 29

病例 7　多次行肝动脉导管介入治疗大肝癌 …………………… 36

病例 8　TACE 联合 CT 引导下消融治疗大肝癌 ……………… 43

病例 9　CT 引导下射频消融术治疗胆管细胞癌 ……………… 49

病例 10　CT 引导下微波消融术治疗胆管细胞癌 …………… 53

病例 11　TACE 联合 CT 引导下消融治疗结肠癌肝转移 1 ……… 57

病例 12　TACE 联合 CT 引导下消融治疗结肠癌肝转移 2 ……… 64

病例 13　TACE 联合 CT 引导下消融治疗肝癌合并门脉癌栓 1 …… 71

病例 14　TACE 联合 CT 引导下消融治疗肝癌合并门脉癌栓 2 …… 77

病例 15　微波联合化学消融治疗肝癌合并淋巴结转移 ………… 85

第三章　梗阻性黄疸介入诊疗………………………………91

病例 16　肝门部胆管癌致梗阻性黄疸经皮引流术 …………… 91

病例 17　胰头癌致梗阻性黄疸经皮引流术…………………… 97

病例 18　肝内胆管癌致梗阻性黄疸胆道成形术 ……………… 102

病例 19　胆总管下段癌致梗阻性黄疸胆道成形术 …………………… 107

第四章　终末期肝病介入诊疗…………………………………… 112

病例 20　TIPS 治疗上消化道出血 …………………………………… 112
病例 21　脾动脉栓塞术治疗脾功能亢进 …………………………… 118
病例 22　肝静脉成形术治疗布加综合征——肝静脉型 …………… 123
病例 23　下腔静脉支架后行 TIPS 治疗肝小静脉闭塞综合征 …… 127

第五章　其他恶性肿瘤介入治疗………………………………… 134

病例 24　微波消融术治疗肺及纵隔巨大神经内分泌肿瘤 ………… 134
病例 25　微波消融术治疗肺鳞癌 …………………………………… 143
病例 26　TACE 联合 CT 引导下消融治疗肾上腺皮质癌 ………… 149
病例 27　TACE 联合 CT 引导下消融治疗转移性肾上腺肿瘤 …… 156
病例 28　CT 引导下氩氦刀冷冻消融治疗前列腺癌 ……………… 162
病例 29　CT 引导下氩氦刀冷冻消融治疗肋骨转移癌 …………… 167
病例 30　CT 引导下氩氦刀冷冻消融治疗锁骨转移癌 …………… 173
病例 31　CT 引导下射频消融术治疗肝血管内皮瘤 ……………… 178
病例 32　CT 引导下微波消融术治疗肝血管内皮瘤 ……………… 183
病例 33　CT 引导下纳米刀消融治疗胰腺癌 ……………………… 189

附录　肝病与肿瘤介入治疗护理要点…………………………… 196

TACE 护理 …………………………………………………………… 196
消融护理 ……………………………………………………………… 207
TIPS 护理 ……………………………………………………………… 214

第一章
良性病变介入诊疗

病例 1　超声引导下肝脓肿引流术

病历摘要

【基本信息】

患者，男，38 岁，主因“发现 HIV 抗体阳性 3 年，发热伴肝区不适 20 余天”门诊以“获得性免疫缺陷综合征”“肝脓肿”于 2016 年 5 月 25 日 13：30 收入院。

现病史：患者于 3 年前发现 HIV 抗体阳性，20 天前饮酒后出现发热，最高体温 39.4 ℃，伴畏寒、寒战，偶有咳嗽，就

诊于当地医院，行血常规检查示 WBC 19.5×10^9/L，先后给予抗生素抗感染治疗（具体不详），疗效欠佳，仍间断发热。体温波动于 37.0 ～ 38.3 ℃，伴肝区不适，当地复查胸部 CT 提示肝脏低密度病灶，建议增强检查。为求进一步诊治来我院。

既往史：体健。

【体格检查】

肝区叩击痛阳性。

【辅助检查】

WBC 12.19×10^9/L，ESR 108 mm/h。

腹部增强 CT（2016-5-26）：平扫肝右叶类圆形低密度灶，大小约 96 mm × 90 mm，中心密度更低，增强扫描动脉期肝右叶病灶环形轻度强化，病灶边缘大片状强化区，平衡期呈低密度（图 1-1）。

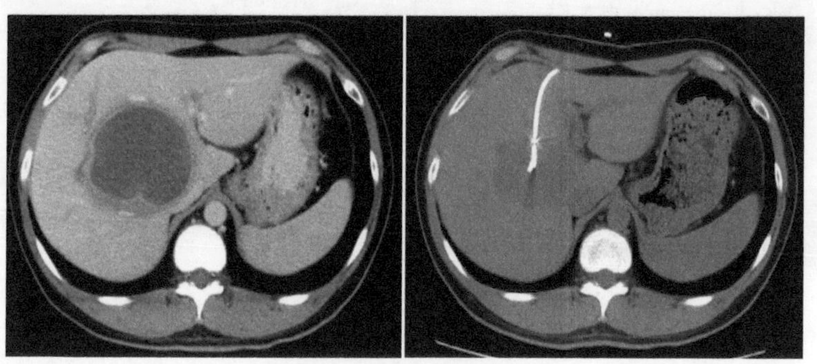

图 1-1　腹部增强 CT

【诊断】

获得性免疫缺陷综合征，肝脓肿。

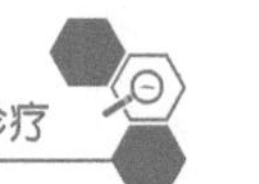

【鉴别诊断】

（1）肝血管瘤：肝血管瘤是肝脏最常见的良性肿瘤。患者多无明显临床症状。超声检查多表现为不均匀强回声；CT 平扫一般表现为边界清晰的低密度灶，增强扫描多表现为“慢进慢出”、向心性强化及延迟强化的特点；MRI 平扫表现为长 T_1、长 T_2 信号，尤其在 T_2WI 上表现为“高灯征”特点，增强扫描表现为“慢进慢出”的强化特点；肝动脉造影表现为病灶边缘强化、“树上挂果征”等特点。本例患者可以除外肝血管瘤诊断。

（2）肝囊肿：肝囊肿为肝脏先天性病变，患者多无自觉症状，超声检查一般表现为均匀无回声，边界清晰；腹部 CT 平扫呈囊性低密度灶，增强扫描无强化；腹部 MRI 平扫表现为更明显的长 T_1、长 T_2 信号，增强扫描无强化。本例患者肝内病灶增强扫描表现为动脉期病灶环形强化，病灶边缘大片状强化区，可除外肝囊肿。

（3）原发性肝癌：患者多有乙肝、丙肝或长期大量饮酒史，化验多有甲胎蛋白升高，CT 平扫一般表现为边界清晰的低密度灶，增强扫描多表现为“快进快出”的典型表现。

【治疗】

患者入院后完善相关检查，诊断明确，于2016年5月27日行超声引导下肝脓肿穿刺引流术，同时给予抗感染、调节免疫、保肝等对症治疗，术后复查腹部CT，病灶较前明显缩小。

【随访】

术后 CT 显示肝右叶可见类圆形低密度灶，大小约 65 mm × 57 mm，较前缩小。

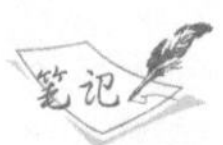

病例分析

肝脓肿是指机体感染溶组织内阿米巴原虫、细菌、真菌等多种微生物，导致肝脏出现化脓性病变的一种临床综合征。临床将肝脓肿分为真菌性肝脓肿、阿米巴性肝脓肿、细菌性肝脓肿，其中以细菌性肝脓肿较多见。

细菌性肝脓肿是指细菌通过多种感染途径入侵肝脏，在肝内形成化脓性感染病灶。细菌性肝脓肿为严重消耗性疾病，一般起病急且进展快，若未能早期识别和获得有效的治疗，进展为感染性休克的可能性极大，甚至导致死亡。肝脏具有两套血供系统，同时接受门脉系统及肝动脉供血，血流供应十分丰富，且胆管系统与肠道相连通，极易受到多种细菌感染侵犯。同时，细菌可通过多条途径入侵肝脏，如门静脉系统、肝动脉血流感染、胆管逆行感染及开放性伤口直接感染等。正常情况下，在细菌入侵肝脏的同时，肝内的单核–巨噬细胞系统发挥免疫功能，清除入侵的细菌，避免局部感染灶的形成。当机体免疫能力下降或受到创伤时，肝脏对细菌的吞噬、清除能力下降，细菌入侵可造成脓肿的形成。

近 90% 肝脓肿患者临床表现为发热，伴畏寒、寒战，临床中遇到该类患者，需考虑到细菌性肝脓肿的可能性，做到早诊、早治。实验室检查结果主要以白细胞及中性粒细胞百分比升高多见，清蛋白降低明显，占 78.26%。一方面可考虑肝脏病变致蛋白合成减少；另一方面则为重症感染致蛋白消耗增加，也有部分病例存在转氨酶升高。患者合并糖尿病，在合并基础疾病中居首位。血糖水平的控制情况与细菌性肝脓肿治愈

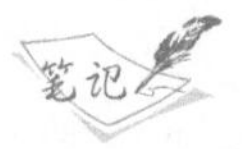

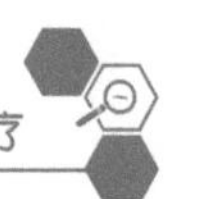

之间的相关性有待进一步研究探讨。随着生活条件的改善，糖尿病患病人数激增，细菌性肝脓肿伴糖尿病的发病率也逐年上升。糖尿病患者出现细菌性肝脓肿时，机体处于应激状态，多数患者血糖难以控制在理想范围内，导致疾病治疗周期长，难治愈。在有的研究中，合并胆管系统疾病的患者比例高达 21.7%。除此之外，高血压、肺炎、腹部占位等原发基础疾病，导致机体免疫功能低下，也在一定程度上提升了细菌性肝脓肿的发生率。

细菌性肝脓肿最主要的病原菌是肺炎克雷伯杆菌，其次是大肠埃希菌、铜绿假单胞菌。近年来，肺炎克雷伯杆菌肝脓肿的发病率逐年上升，有文献报道，其发病率高达 66.00%。有研究表明，在 10 例血培养细菌性肝脓肿患者中，阳性率为 41.76%。在 24 例脓液培养细菌性肝脓肿患者中，阳性率为 66.67%，且有 5 例患者的血培养及穿刺脓液培养结果均为肺炎克雷伯杆菌阳性，这提示肺炎克雷伯杆菌为肝脓肿最常见的致病菌，原因与感染途径有关，因该细菌存在于正常人的肠管系统中，是体内重要的条件性致病菌。

细菌性肝脓肿是临床常见的消化系统严重感染性、消耗性疾病，治疗周期长，预后差。临床表现为高热、畏寒寒战、右上腹疼痛。随着糖尿病、高血压等疾病的患病率升高，介入手术的广泛应用，加之抗生素的不合理使用，使细菌性肝脓肿的发病率逐年升高，且临床表现不典型的病例越来越多。若治疗不及时，容易并发其他疾病，严重影响患者的生活质量。肝脓肿的病死率高达 10% ～ 30%。

经皮肝脓肿穿刺置管引流是肝脓肿治疗的首选方法，简单

易行，治疗成功率也在90%以上。根据相关文献，穿刺或置管引流指征如下：①药物治疗无效或体温持续升高的肝脓肿；②脓肿壁形成且脓肿液化趋于成熟的肝脓肿；③脓肿直径3～5 cm可穿刺抽脓，脓肿直径超过5 cm可置管引流；④凝血功能正常、不耐受手术的肝脓肿。药物治疗、影像学下介入治疗、手术治疗是治疗肝脓肿的基本手段。应根据实际情况选择单独使用或联合使用，以达到满意的效果。

病例点评

随着超声技术的应用和完善，超声引导下经皮穿刺置管引流术已经广泛应用于肝脓肿临床治疗工作中，借助超声监控和指引作用，可将脓液有效抽尽，置管引流和注液的方式可使治疗效果显著提高，预防和减少复发，同时可避免发生医源性损伤，提高患者依从性和耐受性。超声引导经皮穿刺置管引流治疗细菌性肝脓肿的效果显著，安全可行，可作为理想的治疗方法全面推广。

（鹿宁宁　张英华　孙　斌）

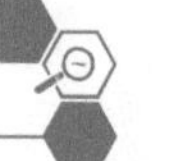

病例 2　TACE 联合 CT 引导下消融治疗血管瘤

病历摘要

【基本信息】

患者，女，31 岁，主因“发现肝血管瘤半月余”于 2018 年 9 月 26 日 16：00 门诊以“肝血管瘤”收入院。

现病史：患者无肝炎接触史、无其他慢性病史。半个月前于外院行腹部 B 超（2018-9-8）提示肝右叶血管瘤。患者为求进一步诊治入我院。

既往史：体健。

【体格检查】

神志清，精神可。皮肤、巩膜无黄染，双肺呼吸音清，腹软，无压痛及反跳痛，肝脾肋下未触及，移动性浊音阴性。双下肢无水肿。神经系统检查阴性。

【辅助检查】

实验室检查：ALT 6.8 U/L，AST 15.8 U/L，TBIL 7.6 μmol/L，GLU 4.41 mmol/L。WBC 4.57×10^9/L，RBC 3.59×10^{12}/L，HGB 113 g/L，PLT 254×10^9/L，N% 54%。AFP 1.38 ng/mL。乙肝五项全为阴性。

影像学检查：见图 2-1。

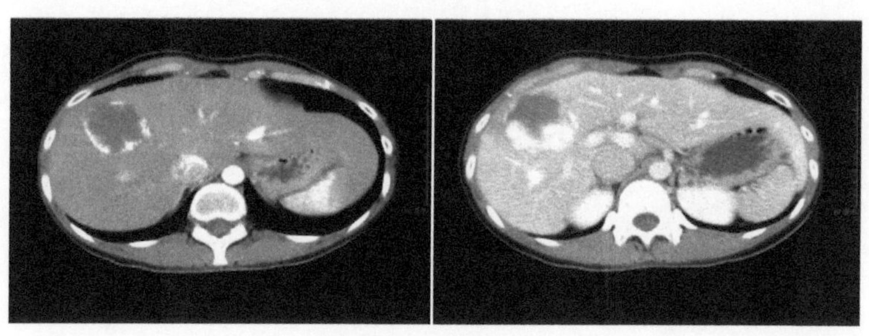

图 2-1　术前 CT

【诊断】

肝血管瘤，乳腺增生。

【鉴别诊断】

（1）原发性肝癌：患者多有肝炎病史，化验 AFP 显示升高。增强 CT 扫描可出现典型“快进快出”的影像学表现。本例患者的占位不符合肝癌的影像学表现。

（2）肝转移癌：肝内占位表现常为多发性，可见“牛眼征”等特征性影像学表现。找到肝外原发病灶可确诊。本例患者无肝外肿瘤表现，不符合肝转移癌表现。

（3）肝脓肿：常表现为高热、腹痛、白细胞显著升高等感染征象，影像学表现为肿瘤边缘强化、中央液化坏死。本例患者不符合上述表现。

【治疗】

肝动脉化疗栓塞（transcatheter arterial chemoembolization，TACE）序贯肝血管瘤消融治疗。

【随访】

治疗后每 1 个月门诊复查 1 次，连续 3 个月。未见复发后每 3 个月门诊复查 1 次（图 2-2，图 2-3）。

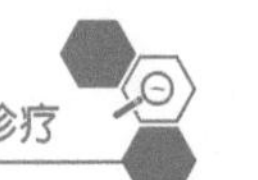

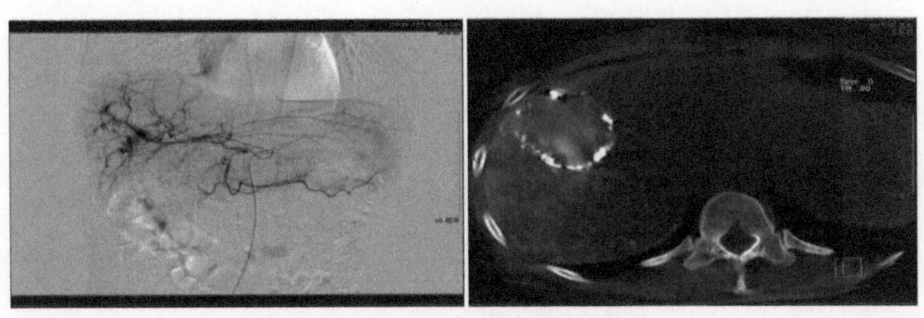

图 2-2　TACE 术后影像学检查

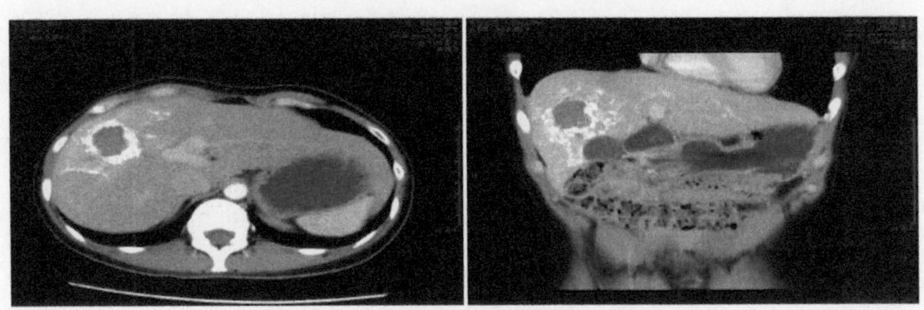

图 2-3　术后 CT

病例分析

肝血管瘤是临床常见的肝脏良性肿瘤，多在体检时行腹部彩超或腹部 CT 时发现。有文献报道，普通人群肝血管瘤的发病率为 0.4% ～ 20.0%。肝血管瘤多生长缓慢，无恶性倾向，自发破裂者少见，如果瘤体较小，无明显临床症状，可随访观察。血管瘤通常是因胚胎发育过程中血管发生异常而形成的，无平滑肌组织，血流速度慢，其病因尚不明确，病理类型多为海绵状血管瘤。作为良性肝脏肿瘤，肝血管瘤瘤体较小且无临床症状时，可随访观察；当瘤体增大，出现临床症状时，常需要治疗。

外科手术是肝血管瘤最有效的治疗方法，然而手术治疗创伤大，并发症多，住院时间较长。文献报道，手术治疗肝血管

瘤的并发症发生率为27%，病死率为3%。放射治疗可破坏肝血管瘤内的血管内皮细胞和平滑肌细胞，使瘤体内血管栓塞、坏死和纤维化，从而使瘤体缩小，缓解临床症状。放射治疗可导致放射性肝炎、静脉闭塞性疾病等并发症。肝动脉栓塞是治疗肝血管瘤的常用手段，TACE首先采用Seldinger技术进行肝动脉插管造影，了解肝血管瘤血供、瘤体大小、数目、位置及有无动静脉瘘等；然后再行超选择性插管到瘤体供血动脉支，将栓塞剂和血管硬化剂注入瘤体血窦使其填充并滞留其中，达到破坏血窦内皮细胞和闭塞瘤体血窦的目的。需要临床治疗的较大血管瘤多数为多支动脉供血，部分供血动脉造影时不易被发现，且栓塞供血动脉后易形成侧支循环，导致肝血管瘤复发。如果过度栓塞可能导致肝功能异常、肝内胆管损伤或异位栓塞等严重并发症，因此难以被广泛接受和应用。

肝血管瘤消融治疗越来越广泛应用于肝血管瘤的临床治疗，显示出疗效确切、微创、安全等优点，具有良好的应用前景。肝血管瘤射频消融治疗的原理是通过射频电流产生足够的热量，破坏瘤体内血管内皮细胞，导致广泛的血管损伤和血栓形成，进而使瘤体组织细胞凝固、碳化，肿瘤缩小。对于巨大血管瘤可选择TACE联合消融治疗。TACE可阻断肝血管瘤的血供，减少消融出血并发症。碘油沉积于瘤体内，有利于在CT引导下穿刺定位，避免消融电极穿刺损伤周围脏器。

病例点评

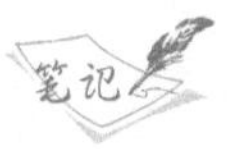

肝血管瘤是一种常见的良性肿瘤疾病，近几年随着人们健

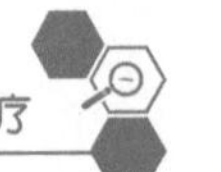

康意识的加强，常规体检不断普及，此种疾病检出率日益提高。该病一般无须特殊处理，若患者有手术指征，则采取手术治疗，传统手术方法是开腹肝切除治疗，该手术虽治疗彻底，但创伤大，难度高，并发症多，治疗时间长。近几年，随着医学技术的广泛应用，微创技术被广泛应用于临床治疗，手术时间、术中出血量、住院时间及肝功能指标均明显优于开腹肝切除。肝血管瘤操作消融治疗时间短，无须切除肝叶，创伤小，手术时间短，术中出血量少，肝功能恢复快，有助于患者术后整体恢复。总之，肝血管瘤消融治疗是一种有效、安全的微创方法。

（刘博君　张英华　孙　斌）

参考文献

[1] 孙力波，赵晓飞，张海涛，等 . 射频消融治疗肝血管瘤的效果观察 [J]. 临床肝胆病杂志，2017，33（1）：91-94.

[2] DINDO D，DEMARTINES N，CLAVIEN P A. Classification of surgical complications：a new proposal with evaluation in cohort of 6336 patients and results of a survey[J]. Ann Surg，2004，240（2）：205-213.

[3] 刘江伟，黄建钊，孙倩，等 . 肝巨大血管瘤射频消融术后疗效观察 [J]. 中国医学计算机成像杂志，2016，22（5）：440-443.

[4] 许飞，李忱瑞 . 肝动脉栓塞治疗肝血管瘤的临床研究 [J]. 中国临床医生杂志，2017，45（4）：30-32.

[5] ZHIBIN Z，PENG S，FANG C. Fat embolism following a liposuction procedure[J]. Neurol India，2018，66（4）：1206-1207.

[6] 乔广兵 . 选择性肝动脉栓塞术治疗肝血管瘤的疗效观察 [J]. 中国肿瘤临床与康复，2015，22（1）：56-58.

[7] JAIN D，GANDHI K，REDDY S，et al. A stitch in time saves life：massive tumor embolism[J].J Anaesthesiol Clin Pharmacol，2018，34（3）：411-413.

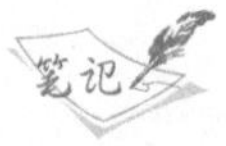

第二章 肝脏恶性病变介入诊疗

病例3　TACE联合CT引导下消融治疗小肝癌

病历摘要

【基本信息】

患者，男，51岁，主因“乙肝病史15年余，发现肝占位半个月”于2015年5月25日9：00门诊以“原发性肝癌”收入院。

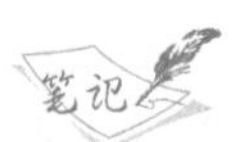

现病史：患者于15年前无明显诱因出现皮肤、巩膜黄

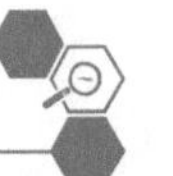

染，就诊于当地医院，血化验结果示乙肝表面抗原阳性，诊为乙型病毒性肝炎，给予保肝、降酶等药物治疗（具体不详），病情好转后出院。后未定期复查。半个月前患者体检时行超声检查结果示：右肝占位。为明确诊断行腹部增强 CT，结果考虑为肝癌，为求进一步诊治来我院。

既往史：体健。

【体格检查】

无明显异常。

【辅助检查】

AFP 8.56 ng/mL，AFU 52.2 U/L。

腹部增强 MRI（2015-5-18）：肝右叶后段可见一个直径约 28 mm 的圆形 T_1 低、T_2 高信号，边界清晰，DWI 序列可见弥散受限，增强扫描动脉期病灶呈不均匀强化，门脉期、平衡期呈低信号（图 3-1）。

超声引导下肝穿活检术（2015-5-27）：中 – 低分化肝细胞癌，透明细胞型（图 3-2）。

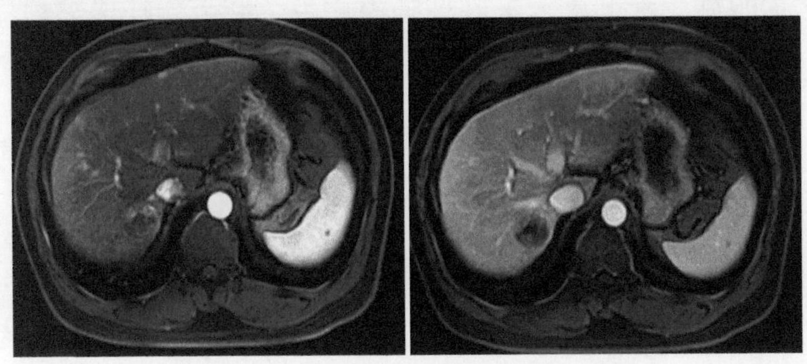

图 3-1　术前影像学检查（2015-5-18）

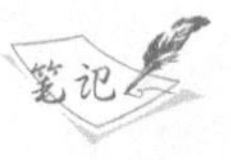

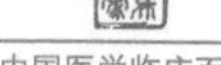

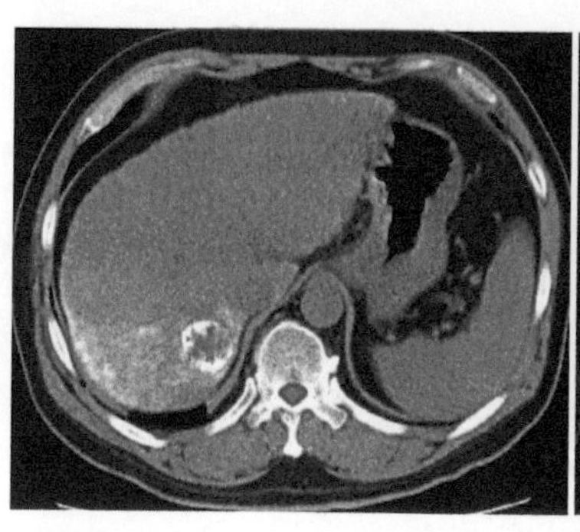

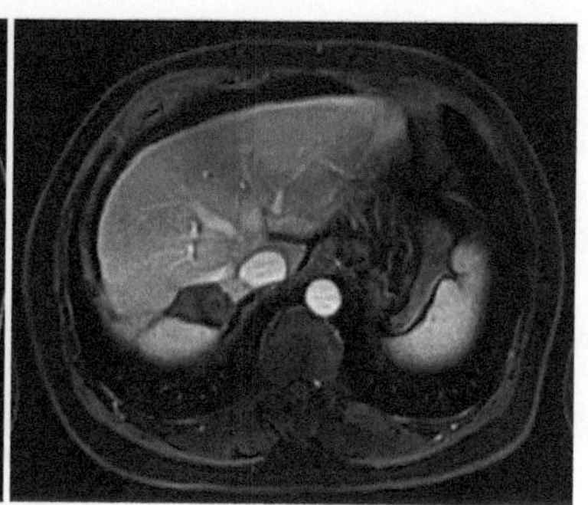

图 3-2　术后影像学检查

【诊断】

原发性肝癌Ⅰa 期，慢性乙型病毒性肝炎。

【鉴别诊断】

（1）肝转移瘤：患者多有明确的原发肿瘤病史，一般无乙肝或丙肝病史，AFP 一般不高，病灶一般多发。超声检查多表现为不均匀中、低回声，CT 平扫一般表现为低密度，边界欠清，增强扫描多表现为乏血供特点，强化不明显，典型者呈“牛眼征”；MRI 平扫 T_1WI 表现为稍低信号，T_2WI 表现为稍高信号，增强扫描同样表现为乏血供特点；肝动脉造影病灶染色多不明显。本例患者无肝外肿瘤病史，肝内病灶增强扫描明显强化，可排除肝转移瘤诊断。

（2）肝血管瘤：肝血管瘤是肝脏最常见的良性肿瘤，患者多无明显的临床症状。超声检查多表现为不均匀强回声；CT 平扫一般表现为边界清晰的低密度灶，增强扫描多表现为“慢进慢出”、向心性强化及延迟强化的特点；MRI 平扫表现为长 T_1、长 T_2 信号，尤其在 T_2WI 上表现为“高灯征”特点，增强扫描表现为“慢进慢出”的强化特点；肝动脉造影表现为病灶

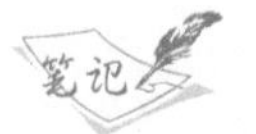

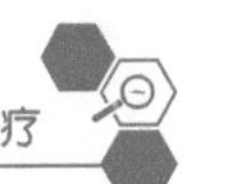

边缘强化、“树上挂果征”等特点。本例患者可以除外肝血管瘤诊断。

（3）肝囊肿：肝囊肿为肝脏先天性病变，患者多无自觉症状。超声检查一般表现为均匀无回声，边界清晰；腹部 CT 平扫呈囊性低密度灶，增强扫描无强化；腹部 MRI 平扫表现为更明显的长 T_1、长 T_2 信号，增强扫描无强化。本例患者肝内病灶增强扫描动脉期不均匀强化，可除外肝囊肿。

【治疗】

肝动脉化疗栓塞及射频消融（radiofrequency ablation，RFA）。

【随访】

随访至 2019 年 7 月肝内病灶无复发。

病例分析

CT 引导下 RFA 序贯疗法是发展较快的治疗肝癌的方法，具有操作简单、微创及可反复治疗等特点。手术疗法多用于可切除的肝癌患者，而 CT 引导下 RFA 序贯疗法多用于无法手术切除的患者，从而可在一定程度上提高患者生存率。TACE 在治疗小肝癌患者时，具有良好的近期疗效，然而术后复发影响患者的远期疗效。TACE 联合 RFA 能有效地改善肿瘤微血管及门静脉可能发展为肿瘤根源的情况，阻断肿瘤的血供，将肿瘤血管化，使 RFA 在治疗中产生的热得以保留，提高治疗效果，从而降低肝癌复发率。两者的联合治疗通常可将病灶附近的安全边界显露无遗，有利于提高消融效果，而采用 CT 进行定

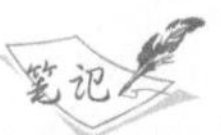

位则无主要盲区，又不受肠道气体的干扰，从而降低热沉降效应，提高消融准确性，进而提高治疗效果。

综上所述，TACE 联合 RFA 疗法对小肝癌患者的治疗效果显著，近期、远期生存率较高，差异不大，是一种有效的治疗方法，值得在临床推广。

病例点评

小肝癌是与大肝癌相比而言的一种概念，也称为早期肝癌或亚临床性肝癌，在临床中无显著的体征及肝癌的症状。目前对小肝癌的诊断多采用 RFA 治疗，效果显著，有利于促进患者早日康复。

（鹿宁宁　张英华　孙　斌）

参考文献

[1] 王斌，付守忠，戴锋，等 . TACE 联合热消融治疗中小肝癌 24 例 [J]. 实用临床医药杂志，2015，19（21）：94-95.

[2] 赵立峰，赵恒宇，张妍芬，等 . CT 灌注随访 TACE 治疗后肝癌的影响因素初步分析 [J]. 当代医学，2015，21（2）：1-2.

[3] 王建国，孙玮，刘清俊，等 . 经皮射频消融及手术切除治疗小肝癌效果比较 [J]. 肿瘤研究与临床，2015，27（9）：620-623.

[4] 白琛，唐芳，骆伟，等 . 肝动脉化疗栓塞联合 CT 引导射频消融序贯治疗肝细胞癌的近远期疗效 [J]. 中国医药，2015，10（8）：1156-1160.

[5] 中华人民共和国国家卫生和计划生育委员会 . 原发性肝癌诊疗规范（2017 年版）[J]. 临床肝胆病杂志，2017，33（8）：1419-1431.

病例 4　TACE 联合超声引导下消融治疗小肝癌

病历摘要

【基本信息】

患者，男，50 岁，主因“肝病史 30 余年，发现肝内占位 4 天”于 2017 年 5 月 26 日 09：00 门诊以“肝占位”收入院。

现病史：患者主因 30 年前无明显诱因出现乏力，就诊于当地医院，化验结果提示乙肝表面抗原阳性，给予药物治疗（具体不详）。此后未规律复查，4 天前患者复查腹部增强 MRI：肝右叶结节型肝癌可能。为求进一步诊治来我院。

既往史：体健。

【体格检查】

未见明显异常。

【辅助检查】

AFP 9.15 ng/mL。

腹部增强 MRI（2017-5-22）：增强扫描动脉期肝右叶下段包膜下可见结节状强化，大小约 11 mm × 16 mm，延迟期呈低信号（图 4-1，图 4-2）。

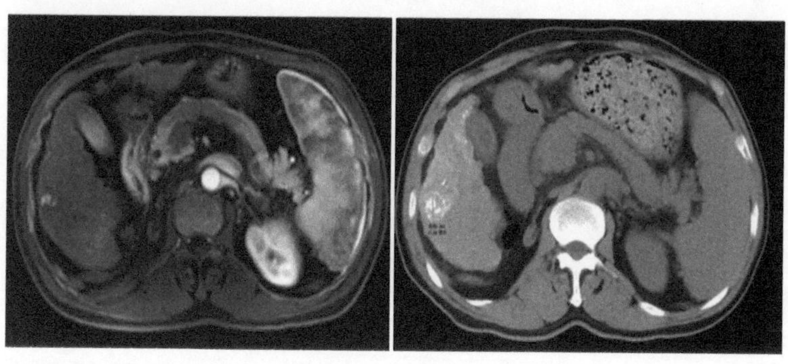

图 4-1　术前 MRI

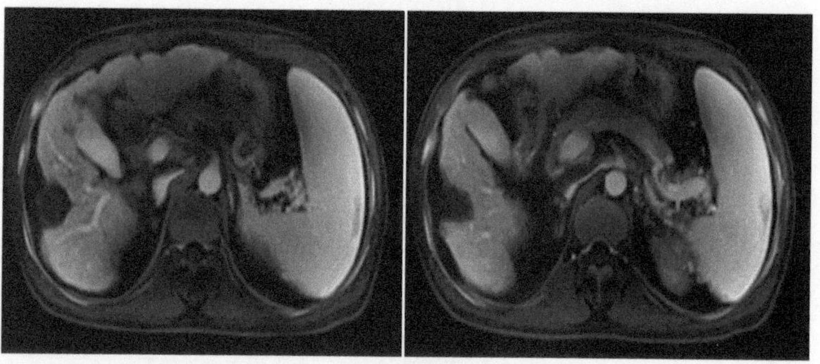

图 4-2　术后 MRI

【诊断】

原发性肝癌Ⅰa 期；乙型肝炎肝硬化失代偿期。

【鉴别诊断】

（1）肝囊肿：肝囊肿为肝脏先天性病变，患者多无自觉症状。超声检查一般表现为均匀无回声，边界清晰；腹部 CT 平扫呈囊性低密度灶，增强扫描无强化；腹部 MRI 平扫表现为更明显的长 T_1、长 T_2 信号，增强扫描无强化。本例患者肝内病灶增强扫描动脉期不均匀强化，可除外肝囊肿。

（2）肝转移瘤：患者多有明确的原发肿瘤病史，一般无乙肝或丙肝病史，AFP 一般不高，病灶一般多发。超声检查多

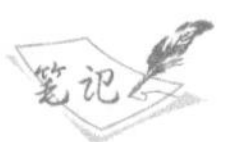

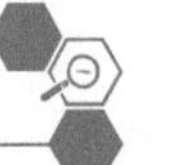

表现为不均匀中、低回声，CT 平扫一般表现为低密度，边界欠清，增强扫描多表现为乏血供特点，强化不明显，典型者呈“牛眼征”；MRI 平扫 T_1WI 表现为稍低信号，T_2WI 表现为稍高信号，增强扫描同样表现为乏血供特点；肝动脉造影病灶染色多不明显。本例患者无肝外肿瘤病史，肝内病灶增强扫描明显强化，可排除肝转移瘤诊断。

（3）肝血管瘤：肝血管瘤是肝脏最常见的良性肿瘤。患者多无明显的临床症状。超声检查多表现为不均匀强回声；CT 平扫一般表现为边界清晰的低密度灶，增强扫描多表现为“慢进慢出”、向心性强化及延迟强化的特点；MRI 平扫表现为长 T_1、长 T_2 信号，尤其在 T_2WI 上表现为“高灯征”的特点，增强扫描表现为“慢进慢出”的强化特点；肝动脉造影表现为病灶边缘强化、“树上挂果征”等特点。本例患者可以除外肝血管瘤诊断。

【治疗】

肝动脉化疗栓塞及超声引导下肝肿瘤消融术。

【随访】

至今无复发。

病例分析

原发性肝癌是全球最常见的恶性肿瘤之一，其中 80% 为肝细胞癌。肝细胞癌发生的危险因素包括病毒感染、任何原因引起的肝硬化（如酒精性肝硬化）和黄曲霉素等。

近年来随着肝癌高危人群预防意识的提高及肝癌诊断技

术的不断进步，早期肝癌检出率明显提高。对于巴塞罗那0～A期肝癌患者，肝移植术、肝切除术及局部消融术均被公认为是根治性的治疗手段。Yamamoto等分析日本国家癌症中心和美国匹兹堡医学中心的资料，其中肝癌伴有肝硬化行切除术者294例，肝移植术者270例，这两组1年、3年、5年、10年的总体生存率相似。近年来随着微创治疗技术的飞速发展，局部消融术在早期和复发性肝癌治疗中的地位日益上升。部分早期肝癌患者，尤其是伴有严重肝硬化、多中心、多病灶起病或者肿瘤位于肝门区靠近大血管者，即使有较好的肝功能和全身情况，其潜在的肝病基础和病变部位也限制了传统外科手术的成功实施。局部消融术具有疗效好、损伤小、安全性高的优势，成为不能耐受外科手术或不愿接受手术治疗的患者的新选择。多家中心报道，直径小于3 cm的小肝癌局部消融效果与切除术相近。朱晓峰等的研究认为对于符合米兰标准的小肝癌患者，肝移植的中、远期疗效优于肝切除；RFA治疗3 cm以下小肿瘤的疗效亦优于肝切除；RFA的疗效及复发率与肝移植相当。

病例点评

全球原发性肝癌50%以上的病例发生在中国，是癌症中的第二号杀手。近年来肝癌治疗总体水平有了提高，除了早期诊断率、外科手术技术的提高外，新的治疗技术在肝癌诊疗中也发挥着重要的作用。其中，以RFA为代表的局部消融治疗发展迅速，治疗小肝癌的疗效已被广泛接受。美国2008年版

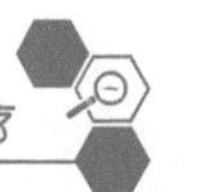

国家癌症综合网络（National Comprehensive Cancer Network，NCCN）临床实践指南，已确定 RFA 与手术同样成为肝癌治疗的首选手段。我国肝癌患者就诊时以中晚期为多，肿瘤大，行 RFA 治疗同样难度大、风险高；尤其对于较大肿瘤、邻近周围脏器肿瘤及富血供肿瘤三大难题，需建立规范化治疗及个体化治疗。

超声引导下经皮 RFA 治疗可灵活选择穿刺途径，进针时避开异常血管、大血管、韧带结构；可实时观察穿刺深度及与相邻脏器的关系；可实时监控消融过程，灵敏发现出血等并发症并引导进行消融止血；对肝组织损伤小，机体恢复快；对新生灶或肝内转移灶可行反复多次治疗从而增加患者的治疗信心。RFA 作为一项微创治疗方法，还具有无辐射、价廉、操作简便等优势，将在局灶性肝癌及复发性肝癌的治疗中发挥重要作用。

（鹿宁宁　张英华　孙　斌）

参考文献

[1] 中华人民共和国国家卫生和计划生育委员会 . 原发性肝癌诊疗规范（2017）[J]. 临床肝胆病杂志，2017，33（8）：1419-1431.

[2] YAMAMOTO J，IWATSUKI S，KOSUGE T，et al. Should hepatomas be treated with hepatic resection or transplantation?[J]. Cancer，1999，86（7）：1151-1158.

[3] PENG Z W，LIN X J，ZHANG Y J，et a1. Radiofrequency ablation versus hepatic resection for the treatment of hepatocellular carcinomas 2 cm or smaller：a retrospective comparative study[J]. Radiology，2012，262（3）：1022-1033.

[4] LIVRASHI T，MELONI F，DI STASI M，et al. Sustained complete response and complications rate after radiofrequency ablation of very early hepatocellular

carcinoma in cirrhosis：is resection still the treatment of choice?[J]. Hepatology，2008，47（1）：82-89.

[5] 朱晓峰，何晓顺，陈敏山，等 . 原发性肝癌三种根治性方法疗效的多中心对比研究 [J]. 中华肝胆外科杂志，2011，17（5）：372-375.

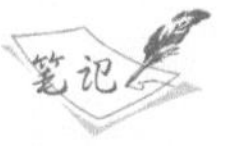

病例 5　TACE 联合 CT 引导下消融治疗中等肝细胞癌 1

病历摘要

【基本信息】

患者，女，49 岁，主因“肝癌消融术后 1 月余，乏力 1 周”于 2011 年 5 月 6 日 8：30 门诊以“原发性肝癌”收入院。

现病史：患者有慢性肝病史，未规律治疗。1 月余前行 CT 检查示肝脏占位性病变，于我院行肝穿刺活检术诊断为“原发性肝癌”，行射频消融治疗，1 周前觉乏力，为进一步治疗来我院。

既往史：体健。

【体格检查】

神志清，精神可。面色晦暗，巩膜无黄染。双肺未闻及干、湿性啰音。心律齐。腹软，无压痛及反跳痛，肝脾肋下未触及，移动性浊音阴性。双下肢无水肿。神经系统检查阴性。

【辅助检查】

HBV-DNA 2.30×10^5 copies/mL。AFU 34.3 U/L，AFP 298.8 ng/mL。WBC 5.66×10^9/L，RBC 3.7×10^{12}/L，HGB 67 g/L，PLT 306×10^9/L。ALT 61.2 U/L，AST 36.1 U/L，TBIL 6.5 μmol/L，GLU 4.12 mmol/L。HBsAg 5709，Anti-HBs ＜ 2.00，HBeAg 0.116，Anti-HBe 0.004，Anti- HBc 0.005。

2011 年 3 月 24 日我院腹部 CT 增强可见（图 5-1）：肝表

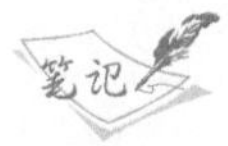

面欠光整，各叶比例轻度失调，肝裂增宽。平扫肝右叶可见类圆形低密度灶，边界欠清，大小约 64 mm × 70 mm，密度尚均匀，CT 值约 38 HU。增强扫描动脉期上述病灶可见不均匀强化，门脉期及延迟期呈低密度改变。肝静脉及肝内外门静脉显影良好。影像诊断：肝右叶结节型肝癌。

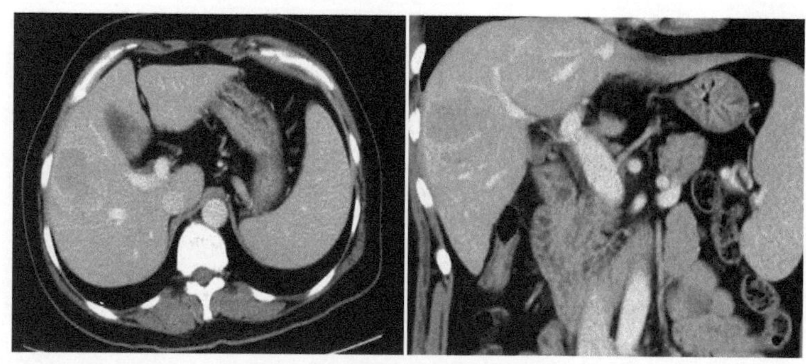

图 5-1　术前 CT（2011-3）

【诊断】

原发性肝癌，肝囊肿（多发），慢性胆囊炎。

【鉴别诊断】

（1）肝囊肿：单纯性肝囊肿是一种退行性疾病，起源于错构性组织，发生率约为 2.5%，可单发或多发，多见于女性。CT 示肝囊肿在平扫时呈圆形或椭圆形均匀低密度影，边缘锐利光滑，囊壁薄而不能显示，增强扫描肝囊肿壁无强化，囊肿密度无变化；MRI 示在 T_1WI 上呈极低信号，T_2WI 呈高信号，信号强度均匀，边界清晰锐利，少数囊肿内蛋白质或脂质含量较高，T_1WI 可呈等信号或高信号。合并出血时，除在 T_1WI 信号升高，也可见液 – 液平面。增强后 T_1WI 图像囊肿壁及内部不强化。

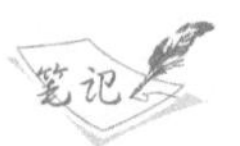

（2）肝细胞腺瘤：多发生于年轻女性，80% 为单发，与口服避孕药密切相关。超声示病灶呈低回声，其内出血、脂肪变性和钙化表现为不均匀的强回声光点；广泛出血的肿瘤可为强回声肿块，伴有被膜内或腹腔内游离液体。CT 示边缘锐利、有包膜的肿块，平扫时呈低密度。由于肿瘤极易出血，因此可见斑点状、片状高密度影。有时肿瘤破裂，在肝包膜下形成血肿。MRI 示多数病灶表现为高、低信号混杂的非均匀肿块，可见与纤维性包膜相对应的边缘“晕环征”。腺瘤容易发生出血、坏死，且脂肪含量较高，因此信号复杂多变。MRI 示 T_1WI 可见斑片状、点状或环形的高信号影，肿瘤的实质部分则呈稍低信号；T_2WI 上，肿瘤呈现不均匀的稍高信号。如合并坏死，则信号更高。

（3）局灶性结节增生：是一种少见的肿瘤样病变，自然病史不清，没有典型的临床症状，多于体检时偶然发现，男女比例接近 1 ∶ 2。在大体标本上，局灶性结节增生为质地坚硬的肿块，呈分叶状，通常位于肝表面，没有包膜。中心可见星芒状瘢痕，瘢痕内含有大的动脉和静脉。超声示呈强、等或稍低回声，一般回声均匀，中心瘢痕呈稍强回声，其内可见动脉样血流；CT 示等或稍低密度肿块，30% 病例可见中心瘢痕。肿块由中心瘢痕内的动脉供血，动态增强扫描时，动脉期呈早期的显著强化，而中心瘢痕强化稍差。在 70 ～ 90 秒门静脉期，肿块呈等密度，中心瘢痕仍呈较低密度。120 秒以后的延迟扫描，肿块呈等密度，而中心瘢痕呈延迟增强；MRI 示 T_1WI 呈等或稍低信号，也有部分病例在 T_1WI 上呈轻微高信号，在 T_2WI 上呈等信号或轻微高信号，其特点为信号的差别轻微。

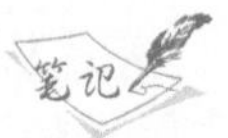

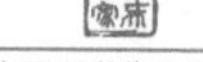

中心瘢痕通常在 T_1WI 上是低信号，在 T_2WI 上是高信号。增强动脉期明显强化，门静脉和延迟期轻度强化。中心瘢痕在延迟期有强化。

【治疗】

肝动脉化疗栓塞（TACE）序贯肝癌消融治疗。

【随访】

治疗后每个月门诊复查 1 次，连续 3 个月。未见复发后每 3 个月门诊复查 1 次（图 5-2）。2015 年 4 月于我院复查上腹部 CT 增强：肝癌介入治疗及消融术后改变，未见明确复发灶（图 5-3）。

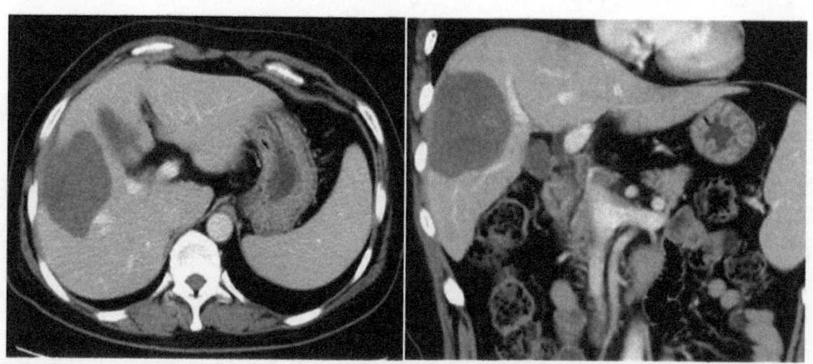

图 5-2　术后 3 个月未见复发（2011-6）

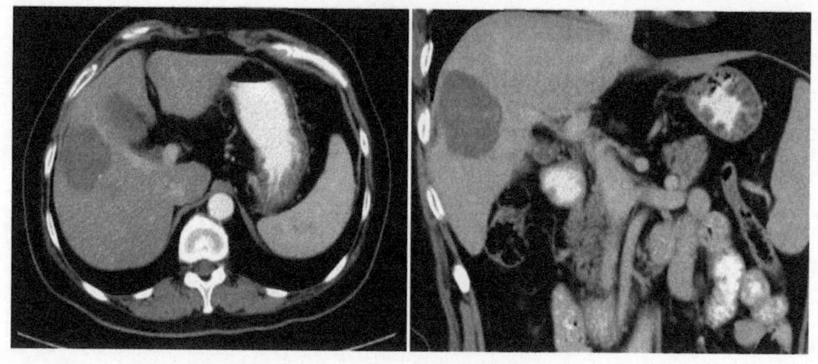

图 5-3　术后 4 年未见复发（2015-4）

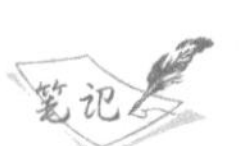

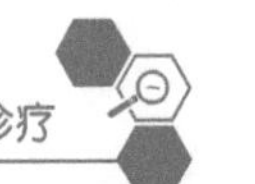

病例分析

患者为中年女性，既往乙肝病史多年，入院时综合乙肝五项及病毒 DNA 复制检查结果，考虑该患者符合原发性肝细胞癌巴塞罗那 B 期，Child-Pugh A 级，ECOG 评分为 0 分。根据美国肝病学会及中国原发性肝癌诊疗规范，该患者可行根治性治疗，如肝移植、手术切除或消融治疗。该患者无肝移植及手术切除意愿，入我中心行 TACE+ 解剖性消融（右叶肝段解剖性消融），最终达到根治性治疗的目的。同时，由于乙肝患者 HBV-DNA 定量与肝癌发生、发展密切相关，积极给予核苷类似物抗病毒治疗，尽快将 HBV-DNA 定量降至最低，对于减少肝癌复发及延长患者生存期都有显著的影响。目前，有临床试验证实与手术切除相比，TACE+ 射频消融 RFA 治疗中等单发肝细胞癌患者的总生存期无显著性差异。

病例点评

TACE 治疗中各种抗癌药物与碘油强力混合，碘油通过促进外排入门静脉，起到微血栓栓塞剂、化疗剂载体和抗肿瘤作用。与基于碘油的 TACE 相比，到达全身循环的化疗药物量可以显著降低，从而急剧增加局部药物浓度。TACE 术后常见不良反应主要表现为发热、疼痛、恶心和呕吐等。发热、疼痛的原因是肝动脉被栓塞后引起局部组织缺血、坏死，而恶心、呕吐主要与化疗药物有关。此外，还有穿刺部位出血、白细胞计数下降、一过性肝功能异常、肾功能损伤及排尿困难等其他常

见不良反应。介入治疗术后不良反应会持续 5 ～ 7 天，经对症治疗后大多数患者可以完全恢复。

局部消融可超声引导，具有方便、实时、高效的特点。CT 及 MRI 结合多模态影像系统可用于观察超声无法探及的病灶。CT 及 MRI 引导技术还可应用于肺、肾上腺、骨等转移灶的消融等。局部消融治疗适用于单个肿瘤直径≤ 5 cm；或肿瘤结节不超过 3 个，最大肿瘤直径≤ 3 cm；对于无血管、胆管和邻近器官侵犯及远处转移，肝功能分级为 Child-Pugh A 级或 B 级的肝癌患者，可获得根治性治疗效果。有研究报道，TACE 联合 RFA 对治疗中晚期肝癌有长期疗效。

对于边界不清晰、形状不规则的浸润型癌，在邻近肝组织及结构条件许可的情况下，建议适当扩大消融范围。消融范围应力求包含 5 mm 的癌旁组织，彻底杀灭肿瘤。此病例在我中心行 TACE+ 消融治疗，治疗效果佳。

（杨晓珍　龙　江　钱智玲）

参考文献

[1] GESCHWIND J F，KUDO M，MARRERO J A，et al. TACE treatment in patients with Sorafenib-treated unresectable hepatocellular carcinoma in clinical practice：final analysis of GIDEON[J]. Radiology，2016，279（2）：630-640.

[2] ALADDIN M，ILYAS M. Chemoembolization of hepatocellular carcinoma with drug-eluting beads complicated by interstitial pneumonitis[J]. Semin Intervent Radiol，2011，28（2）：218-221.

[3] TANAKA M，ANDO E，SIMOSE S，et al. Radiofrequency ablation combined with transarterial chemoembolization for intermediate hepatocellular carcinoma[J]. Hepato Res，2014，44（2）：194-200.

病例 6　TACE 联合 CT 引导下消融治疗中等肝细胞癌 2

病历摘要

【基本信息】

患者，男，58 岁，主因“肝病史 30 年，发现肝内占位 1 个月”于 2011 年 12 月 5 日 09：30 收入院。

现病史：30 年前体检诊断为“乙肝”，肝功能正常，乙肝五项不详。1 个月前体检，腹部 CT 发现肝占位，现患者为进一步治疗收入院。患者自发病以来精神好，食量无变化，睡眠无改变，小便正常，大便正常。

既往史：体健。

【体格检查】

神志清楚，精神可。面色晦暗，巩膜无黄染。肝掌阳性。双肺呼吸音清，未闻及明显干、湿性啰音。双下肢无水肿。

【辅助检查】

HBsAg 5879，Anti-HBs ＜2，HBeAg 0.149，Anti-HBe 0.002，Anti-HBc 0.009。HBV-DNA ＜ 500 copies/mL。ALT 33.6 U/L，AST 36 U/L，TBIL 15.5 μmol/L，ALB 46.1 g/L，Urea 5.38 mmol/L，GLU 5.73 mmol/L。AFU 48 U/L，AFP 115.1 ng/mL。WBC 4.23×10^9/L，RBC 5.04×10^{12}/L，HGB 150 g/L，PLT 95×10^9/L。

我院腹部 CT 增强（2011-12-7）（图 6-1）：肝表面欠光整，

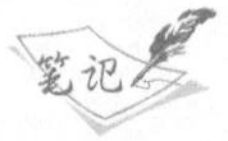

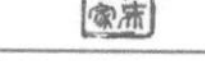

各叶比例失调，肝裂增宽。平扫肝左叶外侧段见大小约 33 mm 的类圆形低密度灶，边界欠清，CT 值为 40 HU，余肝实质密度均匀，CT 值为 55 HU；增强扫描动脉期左叶病灶轻度不均匀强化，延迟期呈低密度改变；另动脉期肝右叶包膜下见大小约 7 mm 的异常强化结节，静脉期呈等密度；肝内门脉显影尚可，门静脉主干直径约 18 mm，腔内未见充盈缺损，门脉期示食管下段管旁静脉轻度增粗。影像诊断：肝左叶结节型肝癌可能大。

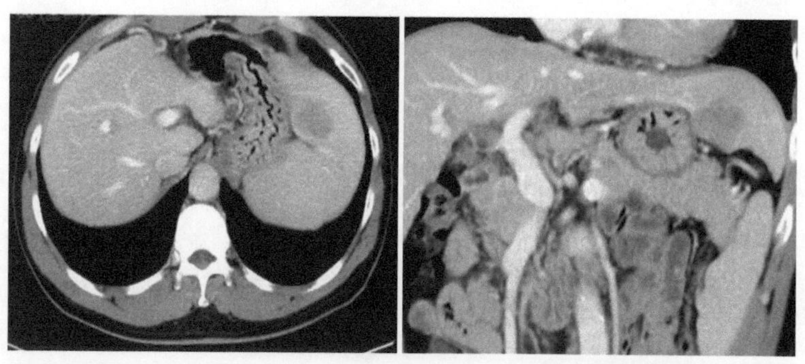

图 6-1 术前 CT（2011-12-7）

【诊断】

原发性肝癌（结节型）；乙型肝炎肝硬化（代偿期）。

【鉴别诊断】

（1）肝脏炎性假瘤：是由于肝内血管病变引起的肝组织梗死或脓肿后期胆汁外渗入肝实质，引起局部无菌性炎症，刺激肝组织增生形成肿瘤样团块，以纤维组织增生和慢性炎细胞浸润为特征。大体病理为肝内无包膜的肿块，镜下可见各种炎性细胞浸润及纤维组织、巨噬细胞、纤维母细胞等，以及数量不等的肝实质成分，如肝细胞岛、胆管、静脉等。组织学上分为

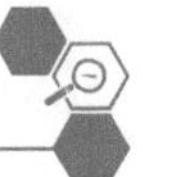

浆细胞肉芽肿型、血管炎型、黄色肉芽肿型、坏死型和硬化型等。超声多表现为边界清楚的低回声肿块，其内回声混杂，可合并出血、坏死。该表现缺乏特异性，极易与肝细胞癌混淆；CT 平扫呈等密度或混杂稍低密度，边界比较模糊，增强扫描时由于炎性假瘤缺乏动脉供血，因此动脉期无强化，是较为特异的表现，具有鉴别意义。静脉期和延迟期，病灶可见均匀强化，或周边轻–中度环形强化，环状带宽窄不一，病灶的中心有时可见强化，呈轻微的靶征；MRI 示 T_1WI 上多为稍低信号或等信号，T_2WI 则多为等信号或略低信号，少数为稍高信号，可见其中点、片或条索状纤维组织样混杂信号，增强扫描动脉期时无明显强化，门静脉期尤其延迟期病灶均有强化。其中以边缘强化为主，有些病灶周围强化后与肝实质成为等信号，而有病灶缩小感，但信号始终不能变为与肝实质完全相等。

（2）嗜铬细胞瘤：极为罕见。大多数观点认为肝原发性嗜铬细胞瘤病例实际上是转移性嗜铬细胞瘤，但静脉血儿茶酚胺测定和 CT 扫描找不到其他部位的嗜铬细胞瘤。内分泌检查肝静脉血儿茶酚胺浓度极高，而肾上腺静脉血儿茶酚胺浓度正常。肿瘤肉眼观为肝内孤立性肿块，边界清楚，瘤组织边缘为厚纤维包膜。肝内嗜铬细胞瘤与发生在肾上腺区的嗜铬细胞瘤表现相似，为肝内孤立的实质性肿块，边界清晰，有包膜，以低密度为主，合并出血、坏死或含有脂肪成分呈混杂密度，也可见囊变区。MRI 示在 T_1WI 上以低信号为主，其内的脂肪成分和出血可表现为高信号，T_2WI 呈中等以上高信号，较肝癌信号高，但低于囊肿和血管瘤。嗜铬细胞瘤血供比较丰富，CT 或 MRI 增强扫描可表现为中等强化。

（3）畸胎瘤：肝畸胎瘤是少见的良性肿瘤。绝大多数发生在婴儿和儿童，个别发生在成人。瘤内成分复杂，含有皮脂样物质、结缔组织、软骨和骨样组织，还有腺上皮，肿物周围肝细胞可发生脂肪变性。超声示声像图表现复杂，有以下特点：边界清晰，有的强回声团伴声影，或分隔伴有钙化；肿瘤周围肝实质受压，但回声正常；彩色多普勒血流显像于肿瘤的实性部分常能测到动脉血流，门静脉及肝动脉的血流一般无明显变化。畸胎瘤在 CT 上表现最为典型，为混杂密度肿块，其内有脂肪、骨骼、钙化及软组织影，边界清晰，有时可见瘤周不连贯的环状钙化影或骨样组织，或瘤内散在点状高密度影。增强扫描病灶一般强化不明显。而 MRI 对于瘤内脂肪的显示最具有特异性。

【治疗】

TACE 序贯消融治疗。2011 年 12 月 26 日行肝癌射频消融术：局麻下消融针消融 4 个位点，分别消融时间为 12 分钟。2016 年 1 月 19 日复查发现新发灶，2016 年 2 月 19 日行数字减影血管造影术（digital subtraction angiography，DSA）下肝动脉造影 + 肝叶动脉导管介入治疗，造影中可见肿瘤染色，大小约 14 mm × 13 mm。2016 年 2 月 26 日行射频消融治疗，1 个位点 12 分钟。此后患者定期复查。

【随访】

治疗后每个月门诊复查相关实验室检查及影像学检查 1 次，连续 3 个月，未见复发后每 3 个月门诊复查 1 次。2019 年 7 月 5 日我院上腹部 MRI 增强提示（图 6-2）：肝内多发结节状及

不规则形 T_1WI 高信号、T_2WI 等信号或低信号，增强扫描未见明确异常强化。介入治疗及消融术后改变，未见明确复发及新发灶。

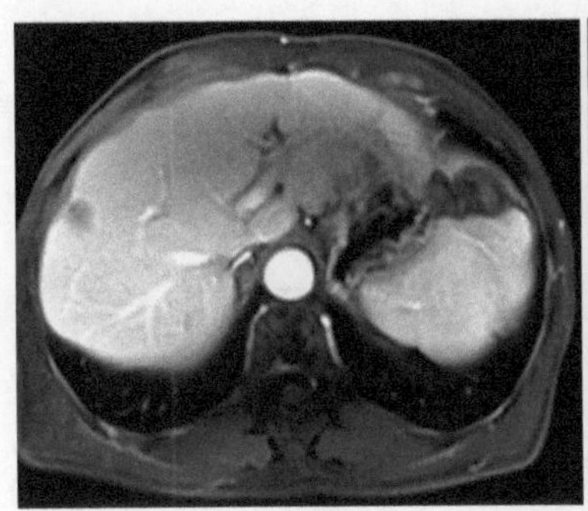
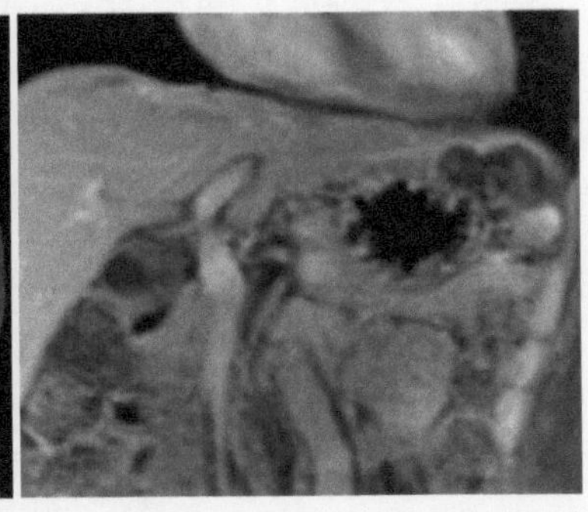

图 6-2　术后未见复发（2019-7-5）

病例分析

患者为中老年男性，乙肝病史多年，结合病史及影像学检查，考虑该患者符合原发性肝细胞癌巴塞罗那 B 期，Child-Pugh A 级，ECOG 评分为 0 分。根据美国肝病学会及中国原发性肝癌诊疗规范，该患者可行根治性治疗、肝移植、手术切除或消融治疗。该患者无肝移植及手术切除意愿，入我中心行 TACE+ 左叶解剖性消融，最终达到根治性治疗目的。目前，有临床试验证实，与手术切除相比，TACE+RFA 治疗中等单发肝细胞癌，患者总生存期无显著性差异。

病例点评

新版指南强调对Ⅰa、Ⅰb 及Ⅱa 期患者首选手术治疗，包括

手术切除和肝移植术，并且对于手术切除患者辅以消融、TACE 或两者联合以提高患者治疗效果；对Ⅱb 及Ⅲa 期肝癌患者推荐施行 TACE、全身治疗等方法后，继续评估患者的手术可能性；对Ⅲb 期患者，建议施行全身治疗如索拉非尼或 FOLFOX4 化学治疗、TACE 和放射治疗。外科手术是肝癌的首选治疗方法，但肝癌患者大多合并肝硬化，确诊时大部分患者已达中晚期，能获得手术切除机会的患者为 20% ～ 30%。

TACE 被各种指南推荐为中期肝癌的标准治疗方案，但单纯采用 TACE 治疗的复发率高于手术或者消融治疗。TACE 联合消融治疗可以降低病灶的残留和局部复发，提高总体生存率，且没有明显增加主要并发症的发生率。近年来，广泛应用的局部消融治疗具有创伤小、疗效确切的特点，使一些不耐受手术切除的肝癌患者亦可获得根治的机会。TACE 联合热消融有一定的互补优势，表现在可以通过阻断肿瘤内和肿瘤周围实质组织的血供消除热沉降效应，最终可以提高消融区域的温度。对于多个病灶或更大的肿瘤，根据患者的肝功能状况，采取 TACE+ 消融联合治疗，效果优于单纯的消融治疗。

本例患者于 2011 年 12 月 7 日在我院肝穿活检结果示：原发性肝细胞癌，中分化，透明细胞癌。给予 TACE 联合 RFA 治疗，达到完全消融，术后定期复查。最近一次于 2019 年 3 月 3 日复查 AFP 为 69.2 ng/mL，2019 年 3 月 19 日我院上腹部 MRI 增强未见复发。建议 1 个月后复查 AFP，进一步排除其他部位转移。

（杨晓珍　龙　江　钱智玲）

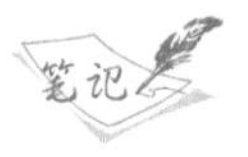

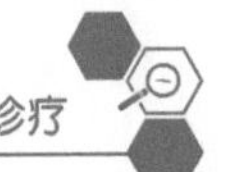

参考文献

[1] YANG H J，LEE J H，LEE D H，et al. Small single-nodule hepatocellular carcinoma：comparison of transarterial chemoembolization，radiofrequency ablation，and hepatic resection by using inverse probability weighting[J]. Radiology，2014，271（3）：909-918.

[2] 赵雨婷，朱向高，王维虎. 原发性肝细胞性肝癌放射治疗和综合治疗进展 [J]. 肝癌电子杂志，2017，4（1）：45-50.

病例7 多次行肝动脉导管介入治疗大肝癌

病历摘要

【基本信息】

患者，女，68岁，主因“肝内占位1年，肝癌介入术后2个月”于2016年11月30日16：20门诊以“原发性肝癌”收入院。

现病史：1年前因出现间断咳嗽于当地医院就诊，无发热、皮肤及巩膜黄染、恶心、呕吐、肝区不适。治疗过程中检查发现肝内巨大占位，后转至北京某医院就诊，明确诊断为“肝癌”，行肝动脉导管介入术治疗后病情好转出院。此次为进一步复查诊治来我科。

既往史：体健。

【体格检查】

体温36.3 ℃，血压130/70 mmHg，心率76次/分，呼吸16次/分。神志清，精神可，肝掌、蜘蛛痣阴性，皮肤、巩膜无明显黄染，心肺未闻及异常，腹平坦，无压痛及反跳痛，肝肋下未触及，脾肋下未触及，移动性浊音阴性，双下肢无水肿。

【辅助检查】

ALT 16.3 U/L，AST 86.1 U/L，TBIL 23.4 μmol/L，ALB 34.7 g/L。AFP 2.21 ng/mL，DCP 5438 mAU/mL。WBC 8.82×10^9/L，

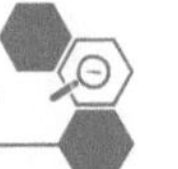

RBC 3.52×10^{12}/L，HGB 100 g/L，PLT 474×10^{9}/L。HBsAg 0.405，Anti-HBs 36.5，HBeAg 0.1，Anti-HBe 0.992，Anti-HBc 0.004。

2016 年 11 月 10 日，我院上腹部 CT 增强（图 7-1）：肝表面欠光整，各叶比例失调。肝周围可见少量水样低密度带。平扫右叶巨大肿块内可见不均匀碘油聚集，不密实，增强扫描其内仍可见不均匀强化；余肝内另见斑片状碘油沉积；肝内门脉右支未见显影，肝外门脉显影良好，门静脉主干直径约 14 mm。影像诊断：肝癌 TACE 术后复查，病灶残余，门脉右支受侵，少量腹水。

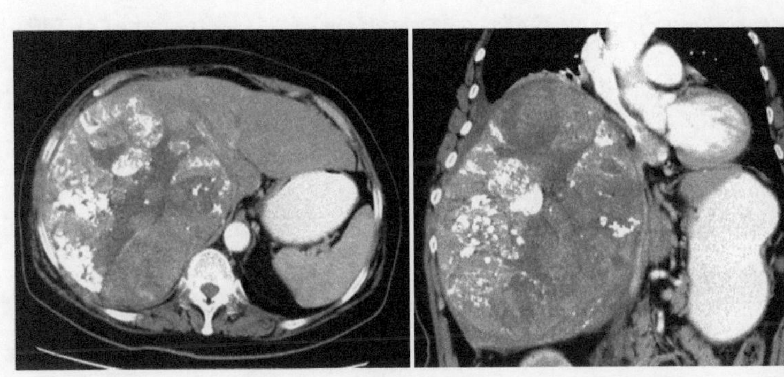

图 7-1　术前 CT（2016-11-10）

【诊断】

原发性肝癌（结节型Ⅱ期），肝动脉导管介入术后；剖腹产术后；慢性胆囊炎。

【鉴别诊断】

（1）淋巴瘤：原发性肝恶性淋巴瘤罕见，发病以男性居多。该病可能与免疫功能紊乱有关，常伴有乙型、丙型肝炎病毒感染史，甚至伴有肝硬化。肝恶性淋巴瘤的 CT、B 超表现多为肝内单发的低密度或低回声灶，病灶多呈类圆形，边界清

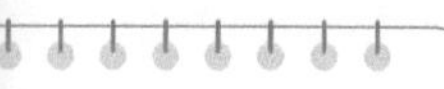
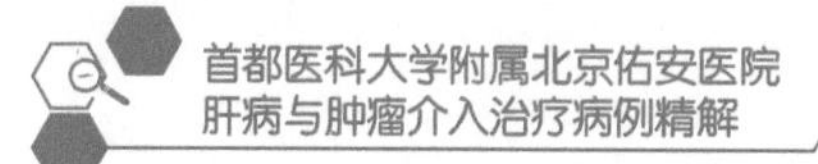

楚，病灶内密度多均匀，增强扫描见整个病灶呈轻度均匀强化或呈边缘强化。在肝肉瘤中，病灶边缘强化是恶性淋巴瘤和血管肉瘤共有的 CT 特点，但前者无结节状强化，延迟扫描病灶无明显缩小。

（2）肝血管瘤：为肝脏良性占位。超声检查显示为边界清楚的强回声团块，其内血流丰富。较大的血管瘤多呈混杂回声，周边可引出血流信号。位置表浅的血管瘤，探头加压时肿瘤形状可发生改变。CT 检查一般为圆形或类圆形肿块，边界清晰，有时可见浅分叶。平扫多呈均匀的稍低密度影，直径 4 cm 以上者称为大血管瘤，其内密度可不均匀，中心可见更低密度区，呈裂隙状、星芒形或不规则形。增强示动脉期病灶边缘结节状强化，为动脉供血的扩张血窦，随时间进展，病灶呈向心性强直至完整填充，强化程度与腹主动脉平行，延迟扫描病灶呈稍高密度或等密度填充，填充时间大于 3 分钟，病灶强化逐步减退。MRI 示边界清楚的肿块，T_2WI 呈显著高信号，与脑脊液相似，称为“灯泡征”；增强扫描强化方式与 CT 相似。

（3）肝囊腺癌：好发生于中年女性，男女比例为 1 :（4 ～ 5），起源于扩张的肝内胆管或肝内原发的囊性肿瘤，部分由肝内囊腺瘤恶变而来。病理上肿瘤由含黏液或浆液的多房或单房囊样肿块构成，内壁为乳头状，覆以分泌性柱状上皮细胞。囊腺癌多数较大，直径为 3.5 ～ 25 cm，平均直径 10 cm。黏液型患者间质纤维结缔组织丰富，其间有淋巴细胞，浆细胞型几乎无间质。超声检查易误诊为肝囊肿，一般表现为边界清晰的囊性肿块及囊内乳头状赘生物。其内可见点状回声，提示囊肿内出血或分隔。CT 上呈圆形或卵圆形低密度肿块，其内为液体

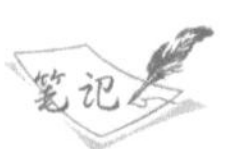

密度，囊壁厚薄不均或见乳头状软组织影向囊内突出，周围见有肝内胆管扩张。内部间隔、壁结节、低密度区 CT 值均小于 30 HU。增强扫描厚薄不均匀的囊壁、壁结节及纤维间隔均有强化。MRI 上典型者 T_2WI 上呈高信号，随着囊内液的成分不同，其在 T_1WI 呈低 – 中等信号不等。囊肿间隔及囊内乳头状结构在 T_1WI 呈稍低信号，T_2WI 呈稍高信号。

【治疗】

多次行肝动脉化疗栓塞（TACE）治疗，以期减小肿瘤负荷，分别于 2016 年 12 月 5 日、2016 年 12 月 21 日、2017 年 2 月 8 日、2017 年 4 月 6 日、2017 年 5 月 17 日、2017 年 7 月 10 日、2017 年 9 月 18 日、2017 年 12 月 1 日、2018 年 1 月 30 日、2018 年 4 月 19 日、2018 年 7 月 19 日、2018 年 9 月 13 日、2018 年 11 月 8 日、2019 年 3 月 12 行肝动脉造影 +DSA 下肝动脉导管介入治疗，分别于 2018 年 7 月 25 日、2018 年 9 月 5 日、2018 年 11 月 14 日行 CT 引导肝肿瘤射频消融治疗。定期复查，最近一次复查为 2019 年 5 月 23 日，我院上腹部 MRI 增强未见明确复发灶（图 7-2）。

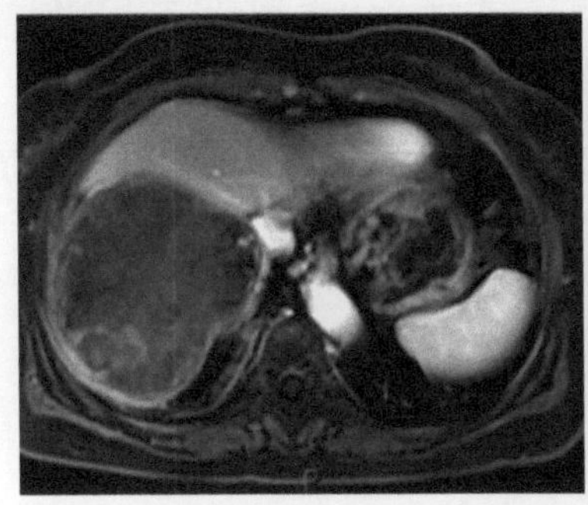
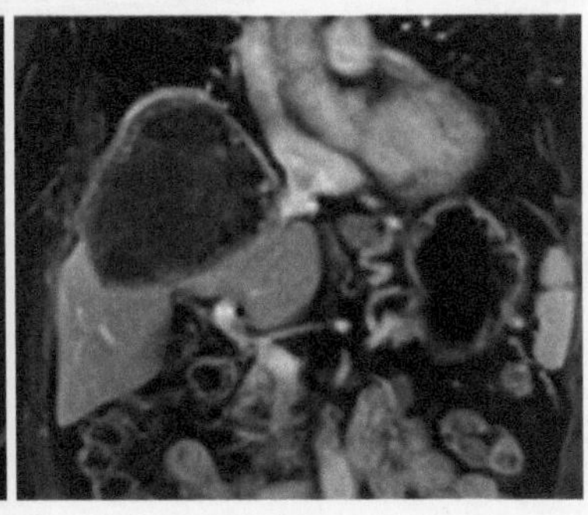

图 7-2　术后复查 MRI（2019-1-24）

【随访】

定期门诊复查（初次治疗后1个月复查1次，3次后稳定，每3个月复查1次，不适随诊）。患者肿瘤负荷降低，可行消融治疗。患者现定期随访中，2019年5月23日于我院腹部MRI增强复查：肝癌介入术后改变，未见明确残余灶。

病例分析

患者为老年女性，否认肝病史，入院时化验病毒学指标，结合无乙肝疫苗接种史，考虑为乙肝病毒既往感染状态，AFP虽为正常，但外院腹部增强CT提示：巨块型肝癌（肿瘤最大直径为17 cm），巴塞罗那B期，Child-Pugh A级，ECOG评分为0分。巨块型肝癌根据美国肝病学会肝细胞癌治疗指南及中国原发性肝癌诊疗规范，建议行TACE治疗，若患者一般较好，可以考虑TACE或放射治疗对肿瘤降期后再行手术切除或TACE+消融序贯治疗，若经济条件允许，可结合靶向药物治疗。该患者不考虑手术切除、放射治疗及靶向药物治疗，因此采用反复TACE降期后，肿瘤直径由17 mm降至13 mm，行解剖性（RFA）治疗，考虑患者年龄较大，肿瘤体积较大，分4次消融后达到解剖性消融的目的，患者最终完成根治性治疗的目的。

病例点评

目前TACE是不宜进行手术切除的中晚期肝细胞癌患者的

首选治疗方法。对于人体正常的肝组织而言，其供血 25% 来源于肝动脉，75% 来源于门静脉，而肝癌组织的供血则 90% 来源于肝动脉，因此从肝动脉给予化疗药物，可以较为特异性地杀伤肿瘤细胞，但巨块型肝癌的血供变异较大。单纯 TACE 治疗难以使肿瘤完全坏死，栓塞剂也无法在瘤体内充分沉积，术后瘤体容易形成侧支循环，患者容易出现复发或肝内及远处转移，且多次 TACE 治疗则可能因化疗药物而加重肝功能损伤等不良反应。

RFA 与外科手术相比较，具有操作简单、安全性高、出血量少、并发症少及术后恢复快等优点。肿瘤部位邻近大血管、胆囊、肝门区域等部位时，消融治疗可能会受到限制，对于巨块型肝癌单纯使用 RFA 治疗也有一定的困难，在消融术前行 TACE 可阻断肿瘤内血流，再进行 RFA 时可减少因血液流动而引起的热量损失，可提高消融疗效，单纯进行 TACE 或消融治疗对于巨块型肝癌疗效均不佳，TACE 联合 RFA 治疗可能是治疗巨块型肝癌的最好选择，如果能同时联合靶向治疗效果更好。

消融治疗直径 10 cm 以上肿瘤时，应该分次消融，每次多点布针。当肿瘤侵犯肝内门静脉、肝静脉时，首先消融血管内癌栓，防止肿瘤沿血管扩散，再消融肿瘤与正常肝脏组织交界区，防止肿瘤进一步侵犯正常肝组织。该病例 2016 年 11 月 10 日术前 DCP Ⅱ 5438 mAU/mL，肿瘤直径 17 cm；2019 年 3 月 8 日 DCP Ⅱ 21 mAU/mL，期间共行 9 次 TACE 治疗，4 次消融治疗，达到完全消融。总之，治疗不能手术切除的巨块型肝癌是一项工程，且要考虑个体化治疗。

（杨晓珍　龙　江　钱智玲）

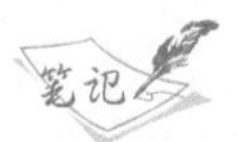

参考文献

[1] ZHANG L，YIN X，GAN Y H，et al. Radiofrequency ablation following first-line transarterial chemoembolization for patients with unresectable hepatocellular carcinoma beyond the Milan criteria[J]. BMC Gastronterol，2014，14（1）：11-17.

[2] MABED M，ESMAEEL M，EL-KHODARY T，et al. A randomized controlled trial of transcatheter arterial chemoembolization with lipiodol，doxorubicin and cisplatin versus intravenous doxorubicin for patients with unresectable hepatocellular carcinoma[J]. Eur J Cancer Care（Engl），2009，18（5）：492-499.

[3] BOCK B，HASDEMIR D，WANDRER F，et al. Serum cell death biomarker mirrors liver cancer regression after transarterial chemoembolisation[J]. Aliment Pharmacol Ther，2016，44（7）：747-754.

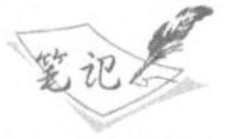

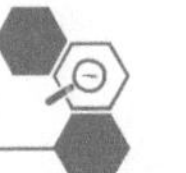

病例 8　TACE 联合 CT 引导下消融治疗大肝癌

病历摘要

【基本信息】

患者，男，44 岁，主因“肝癌切除术后 5 年余，腹部不适 3 个月”于 2013 年 9 月 3 日以“原发性肝癌”收入院。

现病史：11 年前患者在体检时发现 HbsAg（+），Anti-HBe（+），Anti-HBc（+），未给予治疗。5 年前无明显诱因出现轻度腹胀，于我院就诊，查腹部增强 CT 示原发性肝癌，2008 年 5 月 12 日于我院行左肝切除，病理结果不详，术后患者未规律复查。3 个月前无明显诱因出现右上腹痛且呈轻度隐痛，于我院就诊，2013 年 8 月 29 日行腹部增强 CT 示肝内新发灶，最大直径 8.5 cm，考虑原发性肝癌复发。现患者一般情况可，食欲可，二便可，体重无明显下降，为进一步治疗来我院。

既往史：平素健康状况良好，5 年前行肝癌切除术。

【体格检查】

神志清，精神可，皮肤、巩膜无黄染，肝掌阳性，蜘蛛痣阴性，两肺呼吸音清，未闻及干、湿性啰音，心律齐，腹壁柔软，上腹部可见手术切口瘢痕，无压痛，无反跳痛，肝脾未触及，肝区叩痛无，移动性浊音阴性，无下肢水肿，神经系统未见异常，踝震挛。

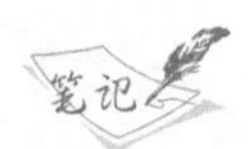

【辅助检查】

ALT 40.2 U/L，AST 31.9 U/L，TBIL 12.5 μmol/L，ALB 46.3 g/L。AFP 2.82 ng/mL。WBC 4.1×10^9/L，RBC 4.67×10^{12}/L，HGB 151 g/L，PLT 104×10^9/L。

本院 CT（2013-8-29）：肝癌切除及介入术后改变，可见新发，肝右叶类圆形，大小为 85 mm×65 mm，肝内外门静脉显影良好（图 8-1 至图 8-3）。

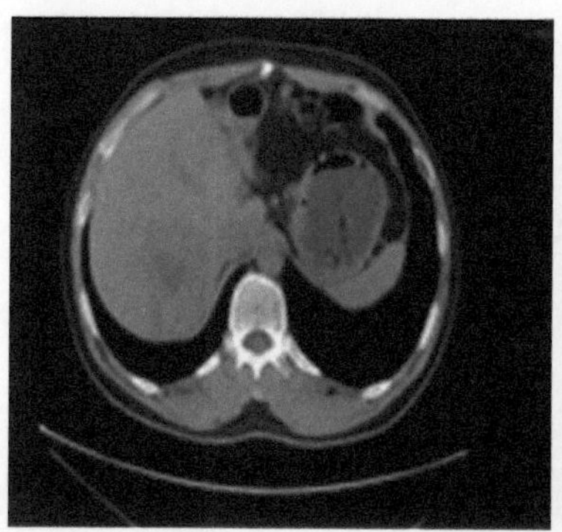
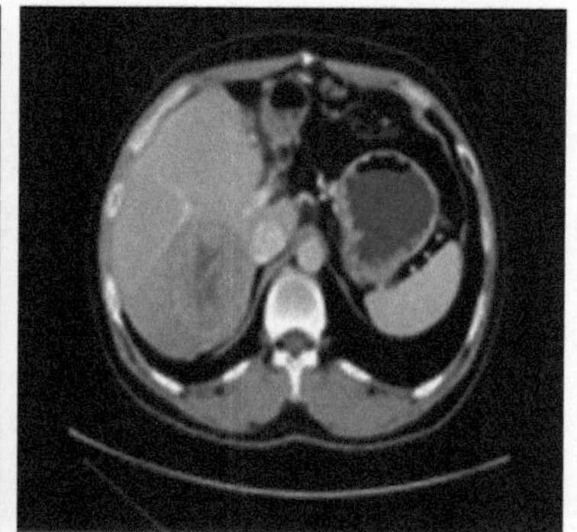

图 8-1　术前 CT

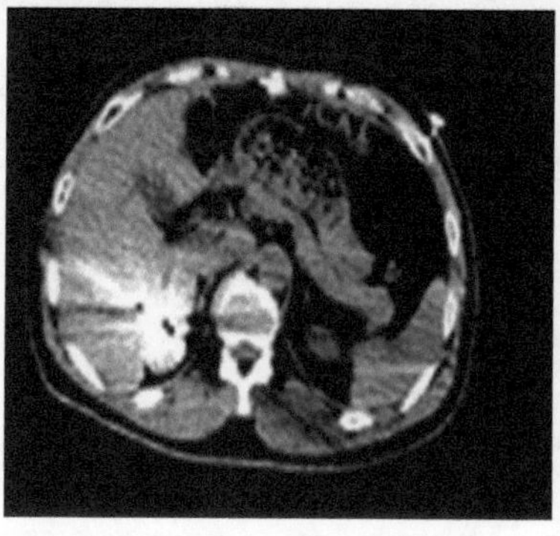
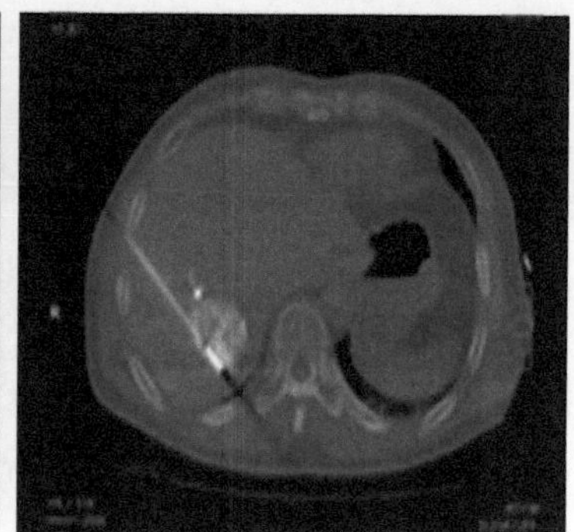

图 8-2　术中 CT

笔记

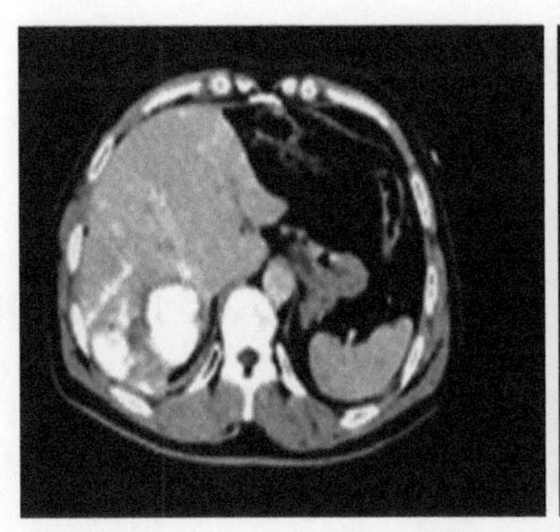
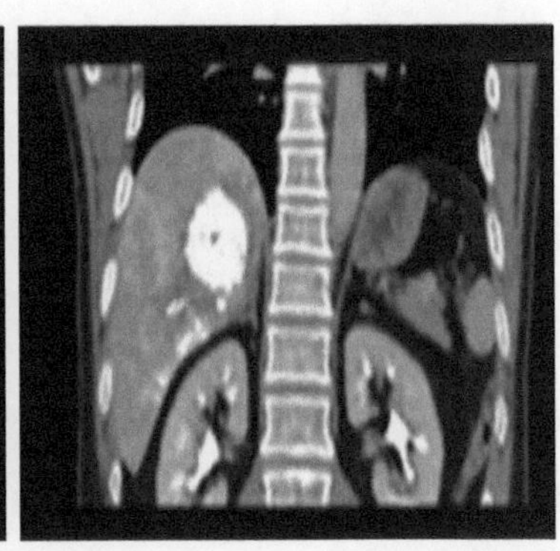

图 8-3　术后 CT

【诊断】

原发性肝细胞癌（巴塞罗那 A 2 期），肝癌切除术后，肝动脉栓塞化疗术后；乙型肝炎肝硬化代偿期。

【鉴别诊断】

（1）肝转移瘤：患者多有明确的原发肿瘤病史，一般无乙肝或丙肝病史，AFP 一般不高，病灶一般多发。超声检查多表现为不均匀中、低回声；CT 平扫一般表现为低密度，边界欠清，增强扫描多表现为乏血供特点，强化不明显，典型者呈“牛眼征”；MRI 平扫 T_1WI 表现为稍低信号，T_2WI 表现为稍高信号，增强扫描同样表现为乏血供特点；肝动脉造影病灶染色多不明显。本例患者无肝外肿瘤病史，肝内病灶增强扫描明显强化，可排除肝转移瘤诊断。

（2）肝血管瘤：是肝脏最常见的良性肿瘤，患者多无明显临床症状。超声检查多表现为不均匀强回声；CT 平扫一般表现为边界清晰的低密度，增强扫描多表现为“慢进慢出”，向心性强化及延迟强化的特点；MRI 平扫表现为长 T_1、长 T_2 信号，尤在 T_2WI 上表现为“高灯征”特点，增强扫描表现为“慢

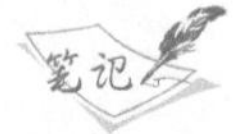

进慢出”的强化特点；肝动脉造影表现为病灶边缘强化、“树上挂果征”等特点。本例患者肝内病灶动脉期明显强化，门脉期呈低密度改变，可除外肝血管瘤诊断。

（3）胆管细胞癌：多无肝炎背景，CEA、CA19-9 等肿瘤标志物可能升高。影像检查最有意义的是 CT 增强扫描，肿物血供不如肝细胞癌丰富，且纤维成分较多，呈“快进慢出”的特点，周边有时可见扩张的末梢胆管。

【治疗】

肝动脉化疗栓塞 + 微波消融（microwave ablation，MWA）。

【随访】

术后规律随访，无复发。

病例分析

患者为中年男性，既往慢性乙肝病史多年，现诊断为肝硬化，5 年前行肝癌切除术，此次为肝癌切除术后复发，AFP 值虽为正常，但外院腹部增强 CT 提示：大肝癌，巴塞罗那 B 期，Child-Pugh A 级，ECOG 评分为 0 分。大肝癌根据美国肝病学会肝细胞癌治疗指南及中国原发性肝癌诊疗规范，单发大肝癌可以行手术切除治疗，也可行 TACE 或放射治疗降期后再行消融治疗，若经济条件允许，可结合靶向药物治疗。该患者不考虑手术切除、放射治疗及靶向药物治疗，因此采用 TACE+MWA 治疗，患者最终完成根治性治疗的目的。

病例点评

2017 年版中国原发性肝癌诊疗规范指出：原发性肝癌是目前我国排名第四位的常见恶性肿瘤及第三位的肿瘤致死病因，严重威胁我国人民的生命和健康。当病灶直径≥ 5 cm 时，称为大肝癌，其恶性程度较高，大多数确诊时已处于中晚期，由于病灶体积大、肝硬化程度高、肝功能储备差、毗邻血管等因素，仅有 20% 患者适合手术切除，即便实施手术切除，5 年复发率仍高达 60%，大肝癌的治疗选择是临床实际工作中的一大难题。

肝脏具有肝动脉和门静脉双重血供，肝癌组织除 90% 血供来源于肝动脉外，仍有 10% 血供由门静脉提供，肿瘤生长最活跃的边缘区及包膜外浸润的癌组织、门静脉癌栓等以门静脉供血为主。虽然 TACE 作为手术无法切除肝癌患者的首选治疗方案，阻断了大量肝动脉来源的血流，但是门静脉仍有血液供应病灶。MWA 的特点是消融功率高，避免射频消融所存在的“热沉效应”，可先阻断肿瘤主要滋养血管，再灭活肿瘤。MWA 对于大肿瘤的治疗，多位点叠加可以提高疗效。对不能进行切除治疗的单发大肝癌患者，在 TACE 治疗基础上序贯 MWA 治疗可发挥协同肿瘤灭活作用，其有助于杀灭 TACE 术后的残留病灶，减轻肿瘤负荷，减少 TACE 治疗次数及术后局部复发和转移，能明显延长患者生存期，并发症可控。

本例患者为肝癌切除术后 5 年余，入院前有 1 年未复查，复发肿瘤大小为 85 mm×65 mm，说明按期复查的重要性。2017 年版中国原发性肝癌诊疗规范还指出：如术前 AFP 值升

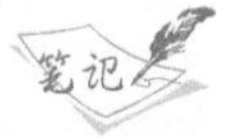

高，则要求术后 2 个月 AFP 定量测定水平在正常范围。该病例病理证实为低分化肝细胞癌，行 TACE 联合 MWA 治疗，消融术后 1 个月 AFP 值由术前 102.7 ng/mL 降至正常。腹部 CT 评估局部疗效：完全消融。消融术后至今 5 年余按期复查，最近一次腹部 CT 复查于 2019 年 4 月 4 日无新发及复发，可正常生活工作，是 1 例治疗成功病例。由此，可以考虑直径为 5 ～ 10 cm 的单发肿瘤，TACE 联合 MWA 治疗，是可以获益的，此病例的成功施治为今后循证医学积累了经验。

（史勤生　龙　江　钱智玲）

参考文献

[1] PIARDI T，MEMEO R，RENARD Y，et al. Management of large hepatocellular carcinoma by sequential transarterial chemoembolization and portal vein embolization[J]. Minerva Chir，2016，71（3）：192-200.

[2] 霍祥辉，张浩，李子祥 . 经导管肝动脉化疗栓塞联合微波消融治疗大肝癌的近期疗效与安全性分析 [J]. 医学影像学杂志，2017，27（4）：677-681.

[3] 王茂强，段峰，阎洁羽，等 . 即时性 TACE 联合射频消融治疗巨大肝癌 [J]. 中华医学杂志，2015，95（27）：2170-2173.

[4] 安建立，韩孝宇，沙俊峰，等 . 肝动脉化疗栓塞术序贯微波消融治疗单发直径大于 5 cm 原发性肝癌的临床研究 [J]. 肝胆胰外科杂志，2018，30（3）：21-26+31.

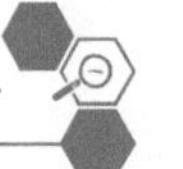

病例 9 CT 引导下射频消融术治疗胆管细胞癌

病历摘要

【基本信息】

患者，女，68 岁，主因“右上腹疼痛 7 个月”门诊以“肝癌”于 2017 年 6 月 11 日 9：00 收入院。

现病史：患者于 7 个月前因上腹痛就诊于当地医院，给予对症治疗，症状无缓解，为求进一步诊治就诊于我院，经诊断确诊为肝癌后收入院治疗。患者自发病以来精神可，食量无变化，睡眠无改变，大小便正常，体重 7 个月减轻 5 kg。

既往史：体健。

【体格检查】

神志清，精神可，皮肤、巩膜无黄染，心肺阴性，腹平软，肝脾肋下未触及，Murphy 征阴性，全腹无压痛、反跳痛及肌紧张，肝区无叩击痛，移动性浊音阴性，肠鸣音正常，双下肢无水肿。

【辅助检查】

病理诊断为低分化胆管细胞癌。

实验室检查：AFP 2.6 ng/mL，AFP-L3 $<$ 0.605 ng/mL，DCP 21.0 mAU/mL。ALT 14.2 U/L，AST 47.3 U/L，TBIL 13.3 μmol/L，DBIL 4.3 μmol/L。WBC 6.94×10^9/L，RBC

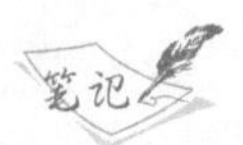

$4.48 \times 10^{12}/L$，HGB 137.0 g/L，PLT $227 \times 10^{9}/L$。

影像学检查：见图 9-1。

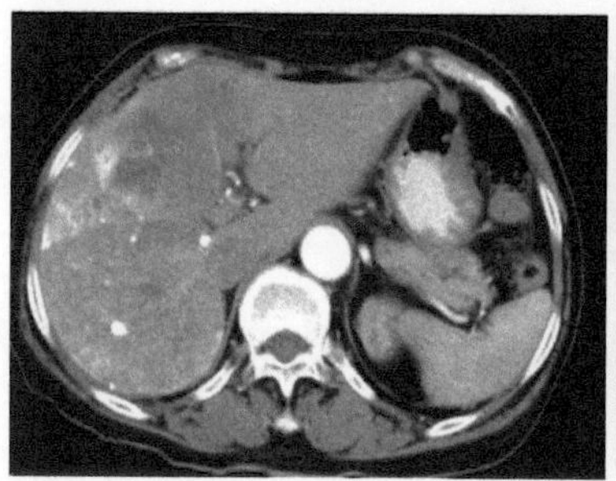
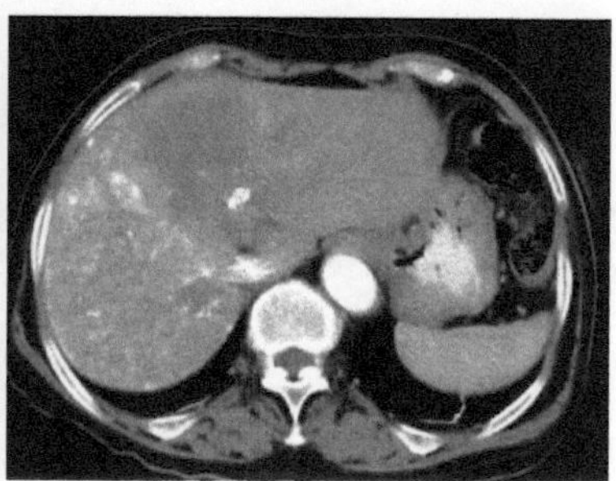

图 9-1　术前 CT

【诊断】

肝内胆管细胞癌Ⅱ期。

【治疗】

RFA 治疗（图 9-2，图 9-3）。

【随访】

患者每 3 个月于门诊复查肝功能等，病情稳定。

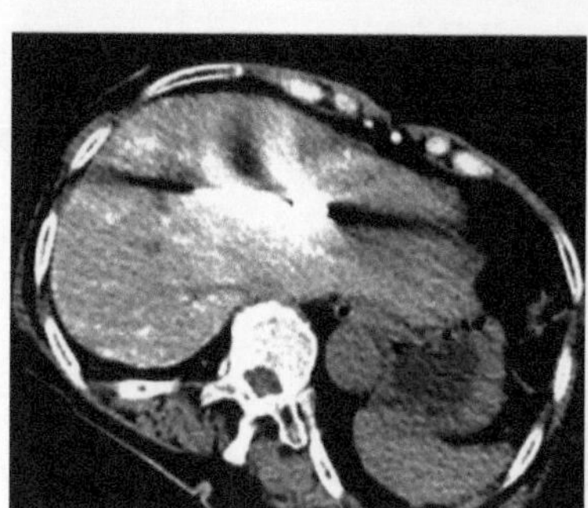
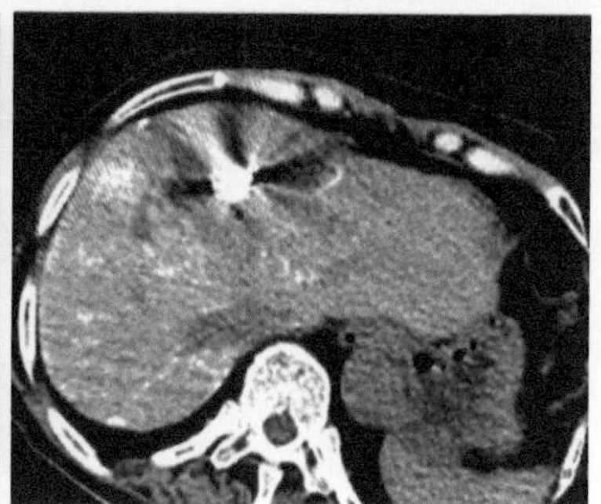

图 9-2　术中 CT（2017-7-24）

笔记

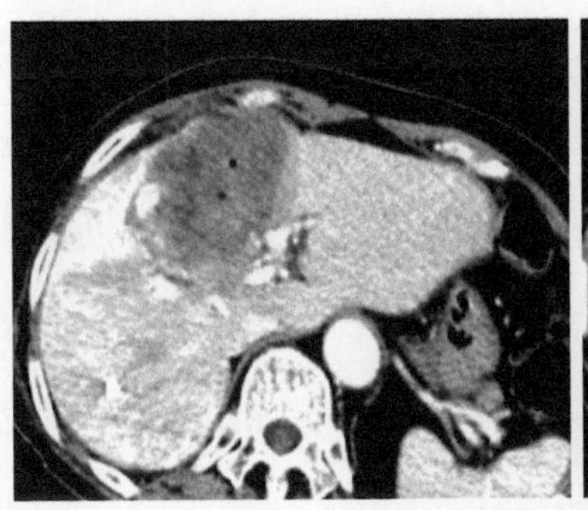
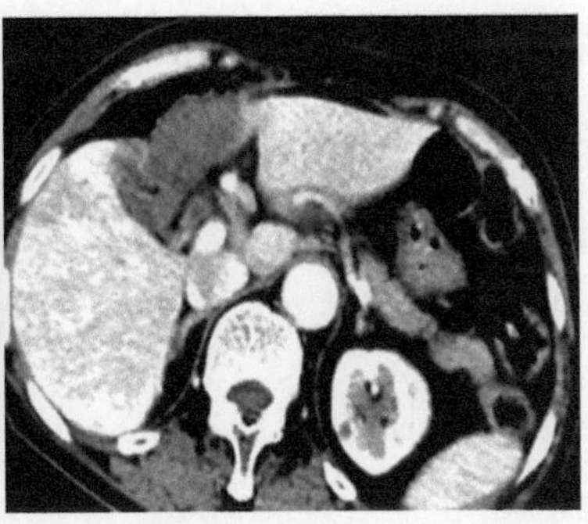

图 9-3　术后 CT（2017-10-20）

病例分析

肝内胆管细胞癌（intrahepatic cholangio carcinoma，ICC）是发生在肝脏二级胆管以上的胆管细胞癌，是原发性肝癌的一种。由于 ICC 与肝细胞癌（hepatocellular carcinoma，HCC）的起源不同，因此，ICC 无论在发病原因、发病机制、病理特征、生物学行为（如浸润转移方式等）还是临床治疗策略及预后等方面均与 HCC 存在明显的差别。研究显示，世界范围内 ICC 的发病率呈上升趋势。ICC 恶性程度高，患者预后差，5 年总体生存率低于 5%，手术切除后的中位生存时间为 36 个月。ICC 早期无明显的临床症状，临床上尚缺乏理想的早期筛查、早期诊断的分子标志物，因此，多数 ICC 患者在发现时已到中晚期，失去根治性切除的治疗机会。即使接受手术治疗，术后 5 年复发率也高达 60% ～ 90%，1 年内病死率高达 75%。

外科手术切除仍是 ICC 患者有望获得治愈的主要途径。对于无手术指征的 ICC 患者，局部治疗是减轻肿瘤负荷、提高患者生存率的首选方式。局部治疗包括肝动脉灌注化疗、肝动脉

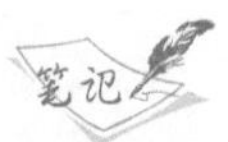

（化疗、放疗）栓塞、无水酒精注射术、RFA、微波消融等。近10年来微创治疗学科迅猛发展，以射频消融、微波消融、局部酒精注射治疗及超声聚焦治疗等为代表的局部微创消融方法发展迅速，并得到临床认可。其中RFA能预测、掌握治疗范围，实时监测靶区温度，自动调温、控温，能确保完全灭活肿瘤，可重复治疗肝内复发转移灶，成本低、效益高，因此受到越来越多人的重视。已有文献报道，RFA可安全、有效地用于初发及复发性HCC治疗中，对于直径3 cm及3 cm以下的小肝癌，RFA与手术切除有相近疗效，尤其对于合并严重肝硬化者，RFA对肝功能影响小，疗效确切。部分指南已将RFA作为小肝癌一线根治性治疗手段。

病例点评

RFA治疗ICC具有微创有效、操作简便、创伤小、并发症发生率较低等优点，还具有可对ICC复发的病例行反复治疗的优势。因此，RFA对不宜行手术切除的ICC患者延长生存期具有重要意义。

（郝美君　张英华　孙　斌）

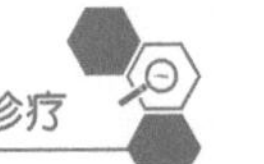

病例 10　CT 引导下微波消融术治疗胆管细胞癌

病历摘要

【基本信息】

患者，男，60 岁，主因“肝癌病史 1 年半，肿瘤复发 1 周”于 2016 年 9 月 30 日 16：10 门诊以“原发性肝癌”收入院。

现病史：患者于 2015 年 3 月无明显诱因出现腹部胀痛，就诊于当地医院，CT 检查结果提示肝脏占位，就诊于我院普外科，完善相关检查后确诊为原发性肝癌，于 2015 年 3 月 26 日全麻下行剖腹探查 + 左肝动脉结扎术。术中冰冻检查提示：（肝穿）肝内胆管细胞癌，低分化。病情平稳后出院，后来规律复查发现肿瘤复发，为求进一步治疗来我院。

既往史：患者糖尿病病史 4 年余，规律用药，血糖控制可。

【体格检查】

神志清，精神可。皮肤、巩膜未见明显黄染，面色晦暗，肝掌阳性，蜘蛛痣阴性，双肺呼吸音清，未闻及明显干、湿性啰音，心率 75 次 / 分，心律齐，心音正常，腹壁稍硬，无压痛及反跳痛，肝脾肋下未触及，移动性浊音阴性，双下肢无水肿，神经系统查体未见明显异常。

【辅助检查】

AFP 3.63 ng/mL，AFP-L3 ＜ 0.605 ng/mL，DCP 109.0 mAU/mL。WBC 2.39 $\times 10^9$/L，RBC 2.75 $\times 10^{12}$/L，HGB 81.0 g/L，PLT 96 $\times 10^9$/L。ALT 11.9 U/L，AST 16.5 U/L，TBIL 25.0 μmol/L。

影像学检查见图 10-1。

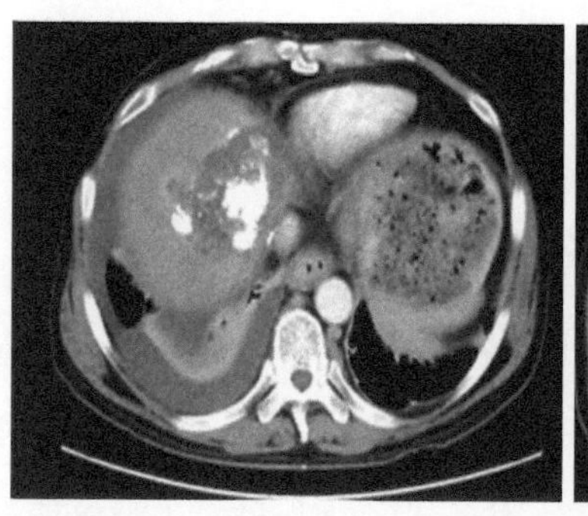
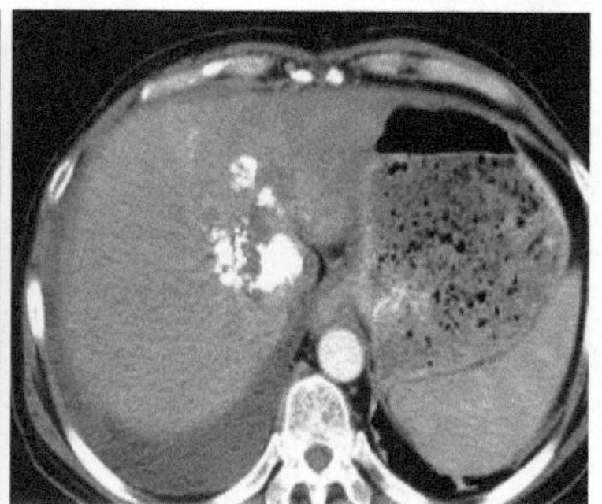

图 10-1 术前 CT

【诊断】

原发性肝癌，剖腹探查 + 左肝动脉结扎术后，乙型肝炎肝硬化失代偿期，脾功能亢进，2 型糖尿病。

【治疗】

肝动脉化疗栓塞联合微波消融治疗。

影像学表现见图 10-2。

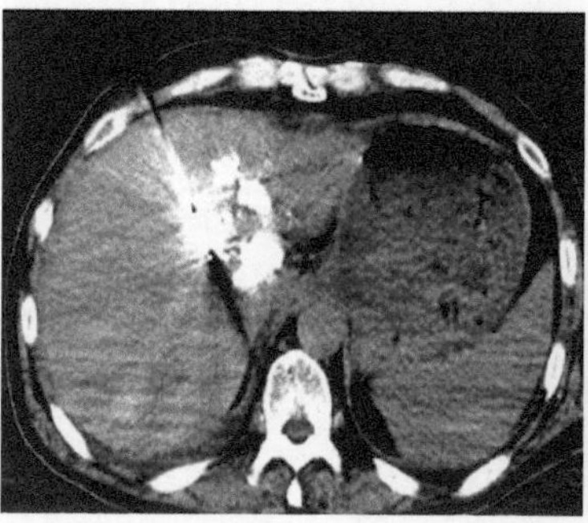
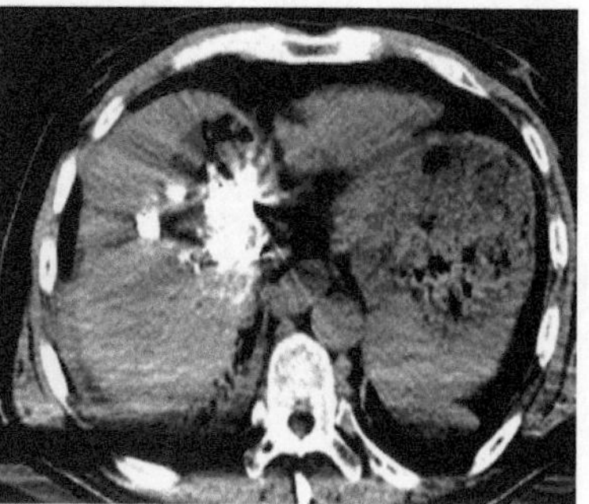

图 10-2 术中 CT

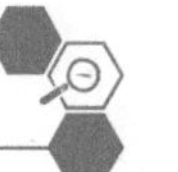

【随访】

患者每 3 个月进行门诊随访，因肝硬化、腹水等疾病就诊于我院内科。

病例分析

ICC 指发生在包括二级胆管在内的末梢侧的原发性胆管细胞癌，占肝原发恶性肿瘤的 5% ～ 10%，近年来发病率有持续上升趋势，在临床表现、肿瘤组织结构、肿瘤进展及治疗方式上与原发性肝细胞癌都不同。目前，大多数学者赞成根治性切除是胆管癌的首选最佳治疗手段。

目前根据日本肝癌研究会分类，ICC 依据肿瘤大体表现可分为 3 型：肿块型、管周浸润型和管内型，其中肿块型最多见。组织学类型分为高分化腺癌、中分化腺癌、低分化腺癌、未分化腺癌、乳头状腺癌、鳞腺癌等。它们有以下共同点，可与原发性肝癌鉴别：①都有腺癌的成分；②胆管癌无肝细胞癌的柱状学结构及其所组成的癌小叶；③癌细胞浆内可含黏液；④癌细胞和它们组成的腺腔不含胆色素；⑤胆管癌一般有较多的胶原纤维间质，经淋巴结转移率高，合并肝门 / 腹膜后淋巴结转移多见，而门静脉癌栓少见。

目前根治性切除是 ICC 的最佳治疗手段，但复发率较高。因而只有早期发现，行根治性手术切除和综合治疗，是延长生存期的关键治疗措施。

TACE 联合 MWA 治疗肝内胆管细胞癌的主要机制可能是：①由于胆管细胞癌的肿瘤血供少，故肿瘤血流灌注较差，

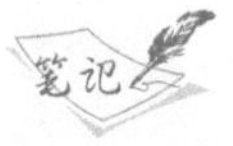

而血流灌注是影响微波凝固性坏死的主要因素。有研究者在阻断肝血流后再行微波，凝固范围可成倍提高，因此微波消融在治疗胆管细胞癌时局部较易达到使肿瘤细胞发生凝固性坏死的温度。② TACE 与微波消融有协同作用，TACE 可通过栓塞肿瘤血管及化疗药物作用来抑制或杀灭残存的肿瘤细胞，同时也可防止因热沉降效应引起肿瘤在肝内的潜在播散，可将绝大部分肿瘤灭活。

病例点评

TACE 联合 MWA 治疗胆管细胞癌具有一定的优点，肿瘤直径大于 3 cm 时，应采用多针组合、重叠覆盖、低功率长时间的消融方法。此外，MWA 治疗后可使机体的免疫功能提高，这也是患者远期疗效好、复发率低的重要因素。

（郝美君　张英华　孙　斌）

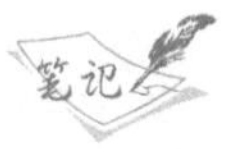

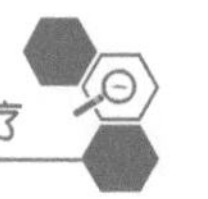

病例 11　TACE 联合 CT 引导下消融治疗结肠癌肝转移 1

病历摘要

【基本信息】

患者，男，50 岁，主因“结肠癌术后 9 个月，肝转移癌介入术后 5 个月”门诊以“结肠癌肝转移”于 2011 年 4 月 20 日 10：30 收入我科进一步诊疗。

现病史：患者入院前 9 个月无明显诱因出现左下腹痛，间断发作，伴腹胀，进食后加重，伴排便困难，2 ～ 3 天一次，排便、排气后腹胀症状缓解，伴消瘦、乏力，体重减轻 5 kg。当地医院行结肠镜检查诊断为“结肠肿物”，于 2010 年 7 月 9 日行内镜下息肉切除术，于 2010 年 7 月 14 日在全麻下行降结肠、乙状结肠交界癌肠段切除术，术中探查肝脏多发结节，术后病理诊断为“结肠高分化管状腺癌”，于 2010 年 8 月 4 日在局麻下行肝动脉化疗栓塞术，术后第 10 天行 FOLFORI 方案化疗，患者化疗反应强烈，随后终止化疗。5 个月前入住我科，于 2010 年 9 月 3 日行肝穿刺活检术，术后病理示结肠腺癌肝转移，此后行肝动脉化疗栓塞术及两次射频消融术，术后进行抗感染、对症、保肝治疗，病情好转出院。后于当地医院行全身靶向治疗（具体药物不详），今为系统治疗入我院。

既往史：平素健康状况良好。13 年前行扁桃体摘除手术，恢复良好。

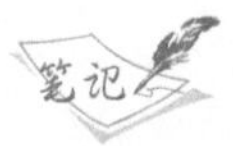

【体格检查】

皮肤、巩膜无黄染，心肺无异常，腹平软，无压痛、反跳痛，肝区无叩击痛，移动性浊音阴性，双下肢无水肿。腹壁未见造瘘口。

【辅助检查】

WBC 5.19 × 10^9/L，RBC 4.48 × 10^{12}/L，HGB 144 g/L，PLT 197 × 10^9/L。ALT 24.6 U/L，AST 24.3 U/L，TBIL 8.2 μmol/L，GLU 5.53 mmol/L。CEA 4.35 ng/mL，CA19-9 1.92 U/mL，CA15-3 14.43 U/mL。PTA 105%。

术前影像学检查（图 11-1）：腹部 CT 提示肝左叶及肝右叶各见一较大肿瘤，肝右叶可见散在卫星病灶。

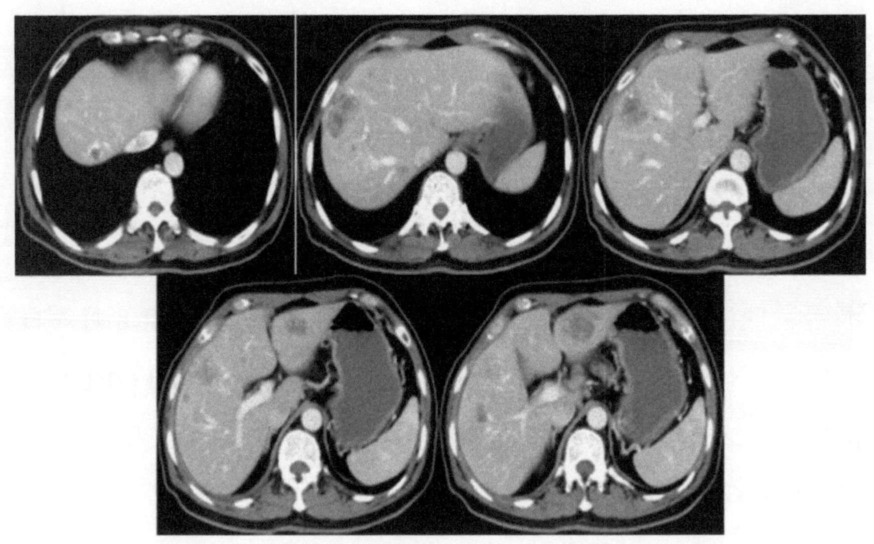

图 11-1　消融术前影像学检查

【诊断】

肝转移癌，肝动脉化疗栓塞术后，射频消融术后；结肠癌

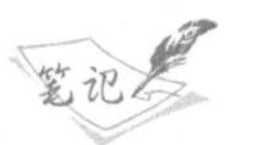

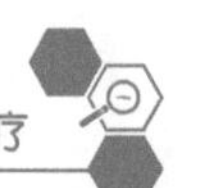

（高分化管状腺癌）Ⅳ期，肠段切除术，FOLFORI 化疗术后，分子靶向药物治疗。

【鉴别诊断】

（1）肝血管瘤：肝血管瘤为良性病变，AFP 检查为阴性，根据 B 超及 CT 检查可鉴别，此病可排除。

（2）肝脓肿：患者多有发热史，血常规示白细胞及中性粒细胞升高，根据 B 超及 CT 检查可鉴别，此病可排除。

（3）原发性肝癌：多有乙肝、丙肝或长期大量饮酒史，化验多有甲胎蛋白升高，腹部 CT 多有“快进快出”的典型表现。

【治疗】

入院后完善各项检查，辅助检查无肝动脉化疗栓塞术禁忌，行 TACE 及 RFA 治疗，患者肝内共有 8 个病灶，先后行两次消融术将肿瘤完全消融。术后给予保肝等治疗，病情好转后出院（图 11-2，图 11-3）。

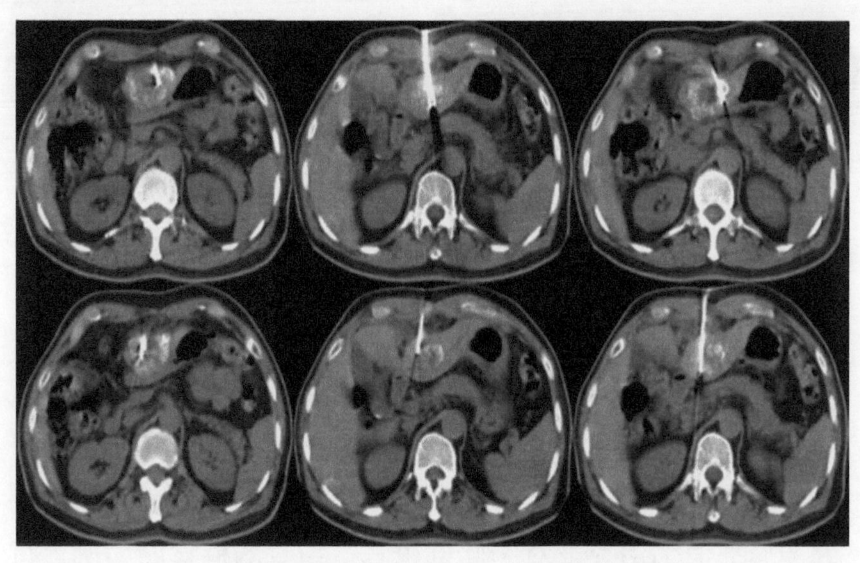

图 11-2　第一次消融术中影像学检查

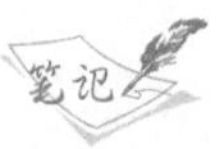

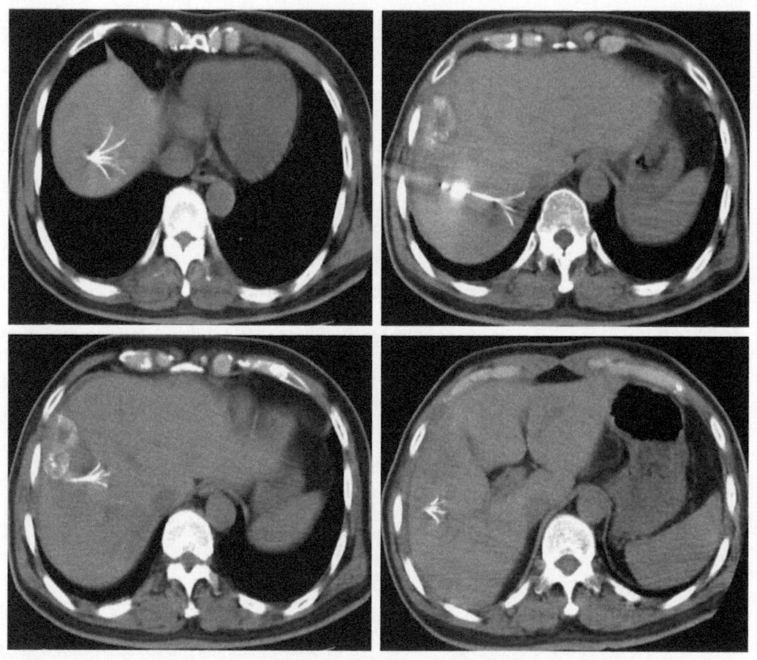

图 11-3　第二次消融术中影像学检查

【随访】

此后定期随访患者，至今肝内未见新发及复发病灶。

病例分析

2018 年《结直肠癌肝转移瘤热消融治疗国际专家共识》指出，结直肠癌是欧美国家肿瘤致死的第二常见原因，在世界范围内位居第 3 位，肝脏是结直肠癌血行转移的最主要器官，肝转移也是结肠癌致死的最主要原因。手术切除是治疗结直肠癌肝转移瘤的首选方式，但可切除肝转移瘤病例仅占 10% ～ 15%，临床对不可切除肝转移瘤患者常给予系统化疗和（或）局部消融治疗。对于此例患者，结直肠癌诊断明确，行

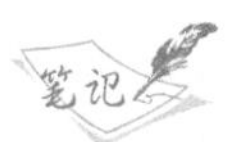

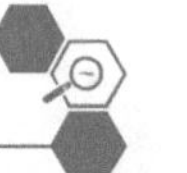

手术切除治疗，术中探查发现肝内多发结节，后行肝占位穿刺活检，病理结果提示结直肠癌肝转移瘤，行 TACE 及 RFA 治疗，术后结合辅助化疗。随访至今，患者肝内未见新发灶及复发灶。

病例点评

随着治疗水平的进步及多学科治疗模式的推广，肠癌肝转移患者有了越来越多的治疗选择。根据 2016 年版欧洲肿瘤内科学会（European society for medical oncology，ESMO）指南更新，对于肝转移的结直肠癌患者，在开始治疗前，首先要判断患者的全身状况是否适合该治疗。该病例为左半结肠癌伴肝转移，以肠梗阻为首发症状就诊。经外科手术切除原发肿瘤，患者的初始状况应为“可能适合”，即有可能接受强化治疗，但是“可能适合”“适合”和“不适合”的界限很难掌握，需要医生谨慎处理。在制定术后治疗方案之前，首先要对患者的生物学行为进行评估，发现有好的一面，如转移器官仅限于肝脏，转移灶数量有限属于“寡转移”；也有不好的一面，如左半结肠癌同时伴肝转移、合并肠梗阻、术后早期肝转移灶进展等。

总体而言，在手术后这个时间节点，患者的生物学行为总体是不好的，但仍有获得无瘤状态的机会。对于一个同时伴肝转移的结肠癌患者，在转移灶可手术切除的情况下，先全身治疗还是局部治疗，一直颇具争议。该患者复发风险评分至少是 3 分以上，且治疗后肝转移是进展状态，应属于术后高危复

发的患者。这类患者做根治性局部治疗后的复发率是很高的，在这个节点应首选全身系统化疗。然而遗憾的是，患者不能耐受全身治疗，疾病一直进展提示对化疗不敏感，继续化疗很难获益。患者仅限于原有病灶增大，没有新病灶出现，虽然是疾病进展，但仍属于局限性进展。对于这种全身治疗无效但仍是"寡转移"病灶，且技术上仍可切除的患者，局部治疗的介入可能还有希望延长生存期。从该例患者最后的临床结局来看，患者从消融治疗中明显获益，提醒我们对待疾病的进展也要区别"寡转移"进展和广泛进展、原有病灶的增大和新病灶的出现等不同的临床情况，只要总体疾病本质还在"寡转移"疾病范畴，均应积极进行局部治疗，争取达到无瘤状态。

总之，对于这种"可能适合"的患者，在制定治疗策略时，应综合考虑全身状况，且随着病情的演变及时调整。这样的患者对医生来说是一个挑战，而多学科团队（multidisciplinary team，MDT）是解决这类难题的最佳方式，能够以更加专业的角度为患者提供具有针对性的治疗方案。

（扈彩霞　王海燕　李建军）

参考文献

[1] MANFREDI S，LEPAGE C，HATEM C，et al. Epidemiology and management of liver metastases from colorectal cancer[J]. Ann Surg，2006，244（2）：254-259.

[2] VAN CUTSEM E，CERVANTES A，ADAM R，et al. ESMO consensus guidelines for the management of patients with metastatic colorectal cancer[J]. Ann Oncol，2016，27（8）：1386-1422.

[3] INOUE Y，IMAI Y，OSUMI W，et al. What is the optimal timing for liver surgery of resectable synchronous liver metastases from colorectal cancer?[J]. Am Surg，

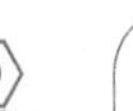

2017，83（1）：45-53.

[4] FONG Y，FORTNER J，SUN R L，et al. Clinical score for predicting recurrence after hepatic resection for metastatic colorectal cancer：analysis of 1001 consecutive cases[J]. Ann Surg，1999，230（3）：309-318.

病例 12　TACE 联合 CT 引导下消融治疗结肠癌肝转移 2

病历摘要

【基本信息】

患者，女，43 岁，主因“结肠癌术后 6 月余，肝内转移 1 月余”入院。

现病史：患者于 6 个月前因右半结肠癌行根治性切除术，术后辅助化疗 4 个周期（具体用药不详）后行腹部超声检查提示肝多发占位，考虑结肠癌肝转移。为求进一步治疗入院。

既往史：体健。

【体格检查】

神志清，精神可，皮肤、巩膜无黄染，肝掌阴性，心肺未见异常，腹平软，无压痛和反跳痛，Murphy 征阴性，肝脾肋下未触及，移动性浊音阴性，双下肢无水肿，神经系统未见异常。

【辅助检查】

血常规、肝功能、肾功能、凝血功能正常。CEA 3.15 ng/mL，CA19-9 32.54 U/mL。影像学检查见图 12-1。

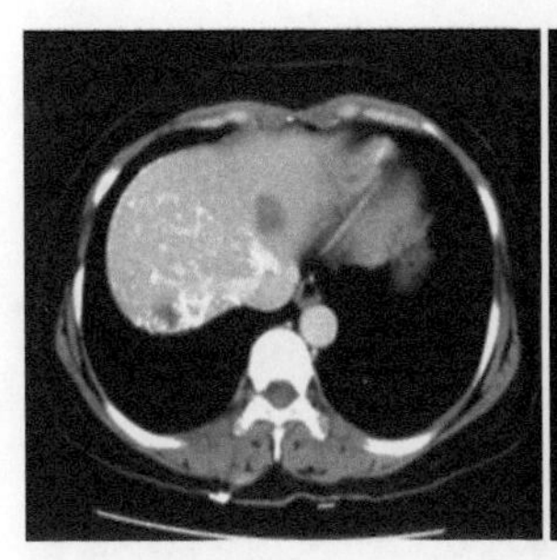
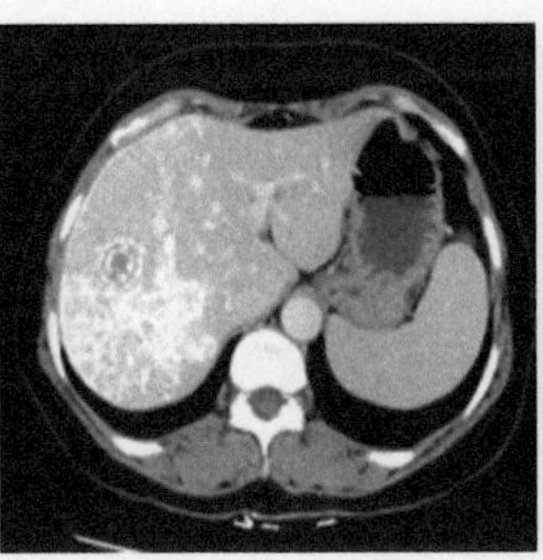
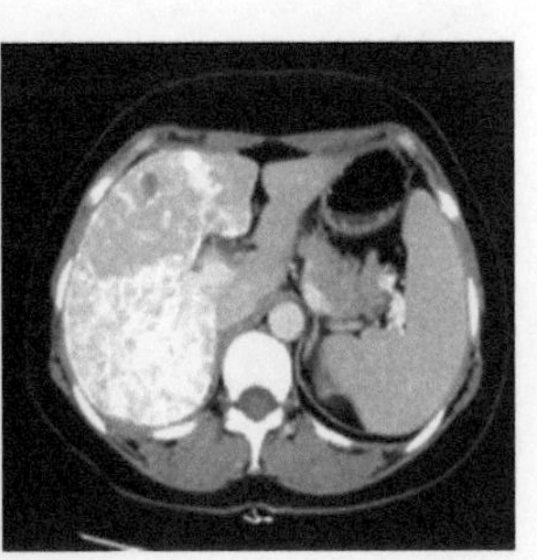

图 12-1　术前 CT

【诊断】

肝转移癌；结肠癌术后；化疗后。

【鉴别诊断】

（1）肝血管瘤：是肝脏最常见的良性肿瘤，患者多无明显临床症状。超声检查多表现为不均匀强回声。CT 平扫一般表现为边界清晰的低密度灶，增强扫描多表现为“慢进慢出”、向心性强化及延迟性强化的特点；MRI 平扫表现为长 T_1、长 T_2 信号，尤其在 T_2WI 上表现为“高灯征”特点，增强扫描表现为“慢进慢出”的强化特点；肝动脉造影表现为病灶边缘强化、“树上挂果征”等特点。本例患者可以除外肝血管瘤诊断。

（2）肝囊肿：为肝脏先天性病变，患者多无自觉症状。超声检查一般表现为均匀无回声，边界清晰；腹部 CT 平扫呈囊性低密度灶，增强扫描无强化；腹部 MRI 平扫表现为更明显的长 T_1、长 T_2 信号，增强扫描无强化。本例患者肝内病灶平扫呈实性密度，增强扫描明显强化，可除外肝囊肿。

（3）肝脓肿：该病为肝脏感染性病变，可表现为发热、肝区疼痛；超声提示肝内液性暗区；化验血常规提示白细胞及中性粒细胞升高。此患者病变特点不符合此诊断。

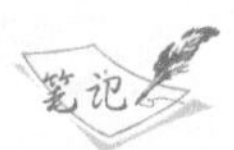

【治疗】

肝动脉化疗栓塞联合局部消融治疗（图 12-2）。

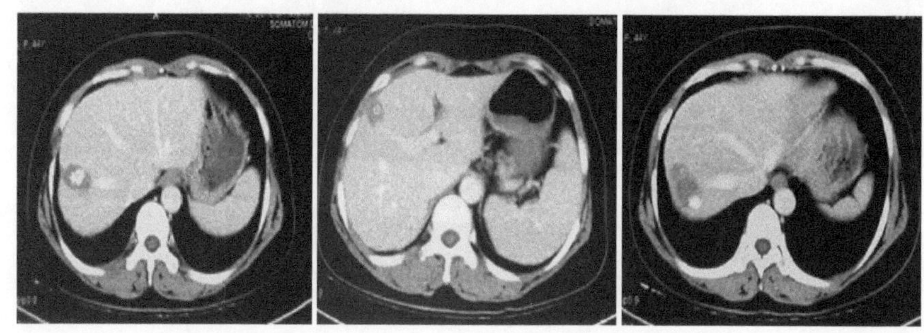

图 12-2　术后 CT

【随访】

术后规律随访 1 年 4 个月，未见残余及新发病灶。

病例分析

肝脏是结直肠癌血行转移最主要的靶器官，结直肠癌肝转移（colorectal cancer liver metastases，CRLM）是结直肠癌治疗的重点和难点之一。15% ～ 25% 结直肠癌患者在确诊时合并有肝转移，另有 15% ～ 25% 患者将在结直肠癌原发灶根治术后发生肝转移。其中绝大多数（80% ～ 90%）肝转移癌初始无法获得根治性切除。结直肠癌肝转移也是结直肠癌患者最主要的死亡原因。未经治疗的肝转移患者的中位生存期仅 6.9 个月。无法切除患者的 5 年生存率低于 5%；而肝转移癌能完全切除或可以达到“无疾病证据（No evidence of disease，NED）”状态的患者的中位生存期为 35 个月，5 年生存率可达 30% ～ 57%。研究表明，有一部分肝转移癌无法根除的患者经

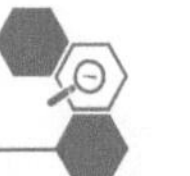

治疗后可以转化为可切除或达到 NED 状态。因此，通过 MDT 对结直肠癌肝转移患者进行全面评估，个性化地制定治疗目标，开展相应的综合治疗，以预防结直肠癌肝转移的发生，提高肝转移癌手术切除率和 5 年生存率。

对于可以达到 NED 状态的肿瘤局部毁损治疗除了手术切除肝转移灶外，有些治疗手段，如 RFA 和放射治疗，也能使病灶发生彻底毁损，所以，对于手术切除难度较大的个别肝转移癌应积极联合此类手段，使更多的患者有机会达到 NED 状态，提高 5 年生存率。RFA 治疗技术操作方便，安全性好，且能高效破坏肝转移灶的肿瘤细胞。现有资料表明对于始终无法达到 NED 状态的晚期结直肠肝转移患者，单独使用 RFA 治疗肝转移的生存率略微高于其他非手术治疗，目前仅作为化疗无效后的治疗或肝转移灶术后复发的治疗。建议应用时选择最大直径＜ 3 cm 且一次消融最多 5 枚的肝转移癌患者。对于预期术后残余肝脏体积过小时，可先切除部分较大的肝转移灶，对剩余直径＜ 3 cm 的转移病灶进行 RFA 治疗；对于一般情况不适宜或不愿意接受手术治疗的患者可切除结直肠癌，肝转移患者也可以考虑该治疗。但应注意避免肝外热损伤和针道转移。

患者为结肠癌术后化疗后肝转移癌，拒绝外科手术治疗，无禁忌证，故选择 RFA 治疗。

病例点评

对于 RFA 治疗 CRLM，目前还没有指南明确列出其适应证，文献推荐不适用于或不愿接受手术切除的 CRLM 患者可作

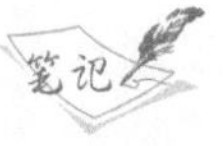

为 RFA 治疗的适应证，包括：①对于单发直径≤ 5 cm，或转移灶数量≤ 3 个、最大直径≤ 3 cm 的病灶，RFA 可以达到根治的效果；②肝内转移灶多发，RFA 可以作为姑息性综合治疗的一部分；③肿瘤位置特殊，如邻近大血管或胆囊、胃肠道，手术风险较大或不能获得足够的阴性切缘；④肝脏储备功能差，不能耐受较大范围的肝切除；⑤合并其他严重内科疾病；⑥患者不愿接受手术切除。

近两年发表的 RFA 治疗 CRLM 的文献汇总表明，CRLM 患者 RFA 治疗后中位生存期为 25 ～ 49 个月，1 年、3 年、5 年总体生存率为 80.4% ～ 92.2%、48% ～ 63%、16.3% ～ 8.2%，局部复发率为 4.8% ～ 28.8%。Shady 等对 162 例 CRLM 患者 RFA 治疗后长达 10 年的随访显示，有肝外转移、CRLM 最大径、CEA 水平显著影响患者总体生存；而患者性别、RFA 术前肝切除、术前肝动脉灌注治疗、CRLM 最大径、安全消融边界为 RFA 术后局部复发的影响因素。Facciorusso 等对 127 例 CRLM 患者 RFA 治疗预后分析显示，淋巴细胞比例、CEA 水平、CRLM 数目、最大径均为患者总体生存、局部进展的影响因素。

RFA 治疗后并发症发生率低于 5%。并发症主要与肿瘤大小、消融次数、电极类型及操作者熟练程度有关。消融后综合征为腹部实性肿瘤消融后常见症状，其包括低热、腹痛、腹部不适、肌肉疼痛、恶心、呕吐等。多数患者在术后 7 ～ 10 天即可恢复正常活动。并发症包括肩部疼痛、胆囊炎、胆管损伤等，进而引起胆管阻塞、肠道损伤、出血、血肿、气胸、胸腔积液、腹腔内出血、腹水、感染、门脉癌栓、针道种植等。另

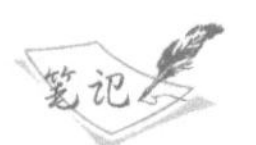

一多中心研究对3554例肝恶性肿瘤RFA治疗，结果显示，0.3%患者RFA术后死亡；2.2%患者发生严重并发症，包括腹腔出血、针道种植、肝脓肿、肠穿孔、心搏骤停、肺栓塞、气胸、胆汁瘤及胆囊炎等。

对于直径＞5 cm的病灶很难保证消融效果，因此，对于＞5 cm的病灶，可以考虑选择TACE联合RFA治疗，也可以选择多针联合消融，扩大消融范围。2007年的一项前瞻性队列研究纳入234例全身化疗后的结直肠癌肝转移患者，在RFA治疗后，获得32个月的中位生存期，显著优于既往报道的生存数据（中位生存期为12个月）。

近年发表的MWA治疗CRLM的文献汇总显示，CRLM患者在MWA治疗后中位生存期为11～55个月，1年、3年、5年总体生存率为46.7%～98.1%、36%～78.7%、18%～27.9%，局部复发率为6%～39.4%。国内对199例CRLM患者MWA治疗预后分析显示，年龄、CRLM数目、最大径、MWA术后化疗为MWA治疗后影响总体生存率的影响因素，而CRLM数目、最大径及肿瘤位置为MWA治疗后无进展生存的影响因素。

（宋飞翔　袁春旺　崔石昌）

参考文献

[1] 中华医学会外科分会胃肠外科学组，中华医学会外科分会结直肠外科学组，中国抗癌协会大肠癌专业委员会，等. 中国结直肠癌肝转移诊断和综合治疗指南（2018）[J]. 中华结直肠疾病电子杂志，2018，7（4）：302-314.

[2] SHADY W，PETRE E N，GONEN M，et al. Percutaneous radiofrequency ablation of colorectal cancer liver metastases：factors affecting outcomes – a 10-year

experience at a single center[J]. Radiology，2016，278（2）：601-611.

[3] FACCIORUSSO A，DEL PRETE V，CRUCINIO N，et al. Lymphocyte to monocyte ratio predicts survival after radiofrequency ablation for colorectal liver metastases[J]. World J Gastroenterol，2016，22（16）：4211-4218.

[4] PATHAK S，JONES R，TANG J M，et al. Ablative therapies for colorectal liver metastases：a systematic review[J]. Colorectal Dis，2011，13（9）：e252-e265.

[5] LIVRAGHI T，SOLBIATI L，MELONI M F，et al. Treatment of focal liver tumors with percutaneous radiofrequency ablation：complications encountered in a multicenter study[J]. Radiology，2003，226（2）：441-451.

[6] HARARI C M，MAGAGNA M，BEDOYA M，et al. Microwave ablation：comparison of simultaneous and sequential activation of multiple antennas in liver model systems[J]. Radiology，2016，278（1）：95-103.

[7] SIPERSTEIN A E，BERBER E，BALLEM N，et al. Survival after radiofrequency ablation of colorectal liver metastases：10-year experience[J]. Ann Surg，2007，246（4）：559-565.

[8] ZHANG K，YU J，ZHOU F，et al.Impact of timing and cycles of systemic chemotherapy on survival outcome of colorectal liver metastases patients treated by percutaneous microwave ablation[J]. Int J Hyperthermia，2016，32（5）：531-538.

病例 13　TACE 联合 CT 引导下消融治疗肝癌合并门脉癌栓 1

病历摘要

【基本信息】

患者，男，54 岁，主因“发现肝癌 1 月余”于 2017 年 10 月 10 日门诊以“原发性肝癌”入院。

现病史：2017 年 8 月 27 日患者于北京某医院体检时发现肝功能异常，进一步检查发现“大三阳”。MRI 提示肝左叶占位，考虑恶性可能性大、肝硬化可能性大、肝再生结节。开始服用恩替卡韦分散片治疗。现入我院进一步治疗。

既往史：否认高血压、糖尿病、冠心病病史，否认肝病家族史。患者长期少量饮酒。

【体格检查】

神志清楚，巩膜无黄染，双肺呼吸音正常。心率 80 次 / 分，心律齐整，腹壁膨隆，无压痛及反跳痛，肝脾触诊不满意，肝区无叩痛，移动性浊音阴性，双下肢无水肿。

【辅助检查】

AFP 4.720 ng/mL，AFP-L3（–），DCP 52 mAU/mL。HBV-DNA 7.15×10^{2} copies/mL。ALT 47.1 U/L，AST 35.2 U/L，TBIL 18.4 μmol/L，GLU 5.09 mmol/L。HBsAg 1166，Anti-HBs 17.84，HBeAg 11.25，Anti-HBe 0.563，Anti-HBc 0.009。WBC

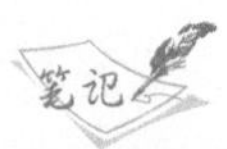

5.01×10^9/L，RBC 4.96×10^{12}/L，HGB 156 g/L，PLT 171×10^9/L。

我院上腹部增强 CT（2017-10-19）：肝脏表面欠光滑，肝裂增宽。肝左外侧段见类圆形稍低密度影，大小约 29 mm × 28 mm，边界欠清。增强扫描后动脉期较明显不均匀强化，平衡期密度稍减低，病变周围肝内胆管轻度扩张。肝内门脉显影尚可，门静脉主干直径 16 mm。影像诊断：肝左外侧段恶性占位可能性大（图 13-1）。

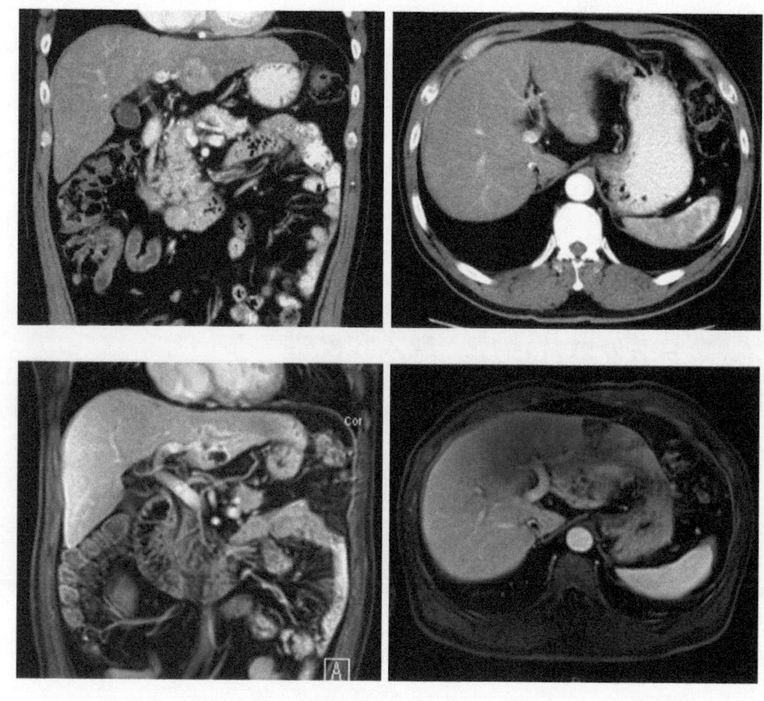

图 13-1　术前 CT　（2017-10-19）

【诊断】

原发性肝癌Ⅲ B 期，门脉癌栓肝动脉导管介入治疗术，肝肿瘤射频消融术；乙型肝炎肝硬化失代偿期，低蛋白血症，红细胞减低症；胆囊炎；左肾萎缩；前列腺钙化。

【鉴别诊断】

（1）门静脉血栓：最常见病因是肝硬化，还包括感染性疾病、肿瘤、血液高凝状态、骨髓异常增生等情况。手术或肠系膜上静脉、脾静脉血栓也可延续到门静脉系统。彩色多普勒是最有效的检测手段，可以显示血流中断，管腔内充盈缺损及侧支血管。对于较大的门静脉血栓，平扫 CT 表现为门静脉、肠系膜上静脉或脾静脉扩张，局灶性密度减低；MRI 则表现为正常的血管流空信号消失，代之以血管腔内软组织信号影。慢性静脉血栓可出现条形钙化。增强表现为血管腔内部分或全部充盈缺损，血管壁边缘可见强化。门静脉血栓间接征象是门静脉海绵状变性、门体侧支血管形成和动 – 门静脉分流。门静脉血栓有两种不同灌注模式：动脉期，肝实质一过性密度不均匀；门静脉期，强化减低。

（2）假性血栓征：在动脉期 CT 上，门静脉主干腔内可出现假血栓征，是由于强化的脾静脉血流与非强化的肠系膜上静脉血液反流后混合到一起，形成类似的条形低密度影，此时要注意观察门静脉期表现，假血栓征门静脉期强化均匀一致，而真性血栓在门静脉期充盈缺损更为显著。

【治疗】

TACE 联合消融治疗。患者于 2017 年 10 月 16 日行 DSA 超选择肝叶动脉导管介入治疗术，术中见：肝左叶明显肿瘤染色灶伴动 – 门脉短路，予以栓塞。2017 年 10 月 25 日行 CT 引导下肝肿瘤射频消融术：射频针到达肿瘤部位，共 5 个位点，功率 180 W，时间 6 ～ 10 分钟。此后定期复查。2017 年 12 月 6 日复查发现活性灶，于 2017 年 12 月 13 日行 CT 引导下肝

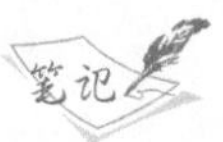

肿瘤消融术：射频针到达肿瘤部位，共 2 个位点，条件为功率 200 W、12 分钟；功率 150 W、8 分钟。2019 年 5 月复查发现新发灶，2019 年 5 月 13 日行肝动脉造影 +DSA 超选择肝叶动脉导管介入治疗，术中可见肿瘤染色，予以栓塞。2019 年 5 月 22 日行 CT 引导肝肿瘤消融术，术中消融针达肿瘤部位，共 3 个位点，20 W、2 分钟；30 W、3 分钟；20 W、3 分钟。此后定期复查。

【随访】

治疗后每个月门诊复查 1 次实验室指标及影像学检查，连续 3 个月（图 13-2）。未见复发后每 3 个月门诊复查 1 次，未见复发（图 13-3）。最后一次于我院就诊时间为 2019 年 7 月 22 日，未见复发。

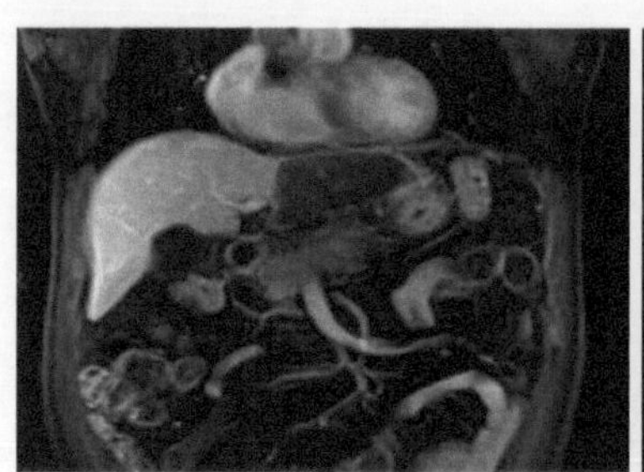

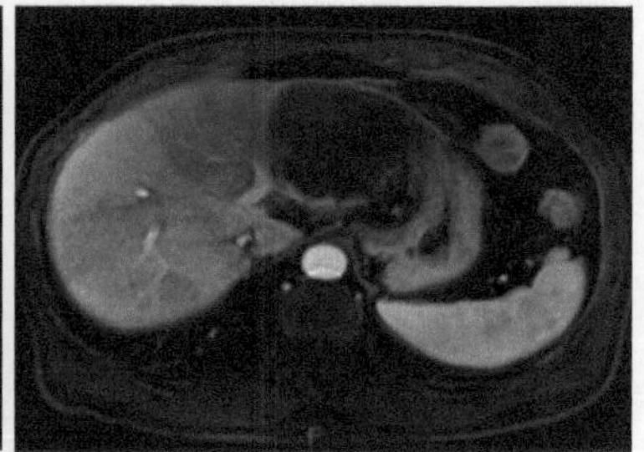

图 13-2　术后未见复发

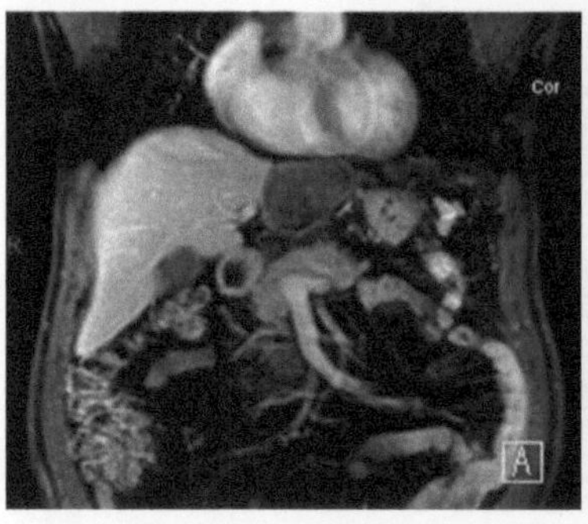

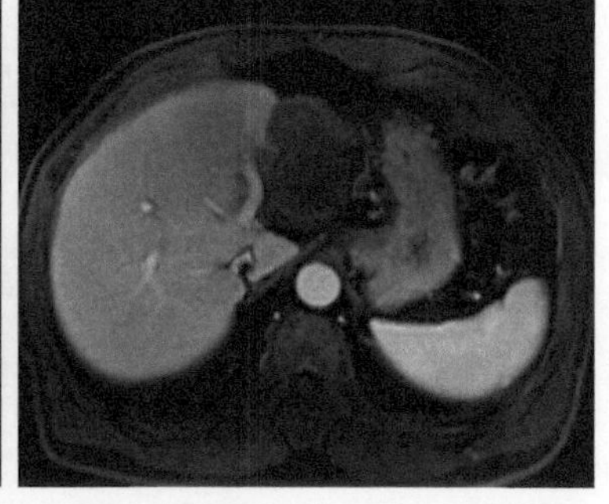

图 13-3　术后约 1 年未见复发

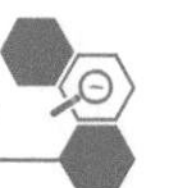

病例分析

该患者符合原发性肝细胞癌巴塞罗那 C 期，Child-Pugh A 级，ECOG 评分为 0 分，肝细胞癌进展期。根据美国肝病学会肝细胞癌伴门静脉癌栓治疗指南建议给予靶向药物治疗，但依据中国原发性肝癌诊疗规范，该患者可首先行 TACE 或放疗降期后行根治性治疗（外科手术或消融治疗）。故给予该患者 TACE+ 解剖性消融（左叶解剖性消融），最终达到根治性治疗目的。同时，由于乙肝患者 HBV-DNA 定量与肝癌发生、发展密切相关，积极给予核苷类似物抗病毒治疗，尽快将 HBV-DNA 定量降至最低，对于减少肝癌复发及延长患者生存期都有显著的影响。

病例点评

原发性肝癌常侵犯门静脉和肝静脉形成癌栓。2017 年版原发性肝癌诊疗规范指出，应重视局部治疗和局部联合全身治疗。具体包括：① TACE 联合消融治疗。② TACE 联合放射治疗：主要指门静脉主干癌栓、下腔静脉癌栓和局限性大肝癌介入治疗后。③ TACE 联合Ⅱ期外科手术切除：大肝癌或巨块型肝癌在 TACE 治疗后缩小并获得手术机会时，推荐外科手术切除。④ TACE 联合全身治疗：包括联合分子靶向药物三氧化二砷、放射免疫靶向药物、基因治疗、免疫治疗及全身化疗等。

本例为肝左叶外侧段恶性占位（29 mm×28 mm），伴门脉癌栓，病理诊断示肝细胞癌低分化，说明恶性程度高的小病灶

肿瘤也要重视血管及胆管的侵犯，以利于治疗方案的制定。我们给予该患者行 TACE+ 左叶解剖性消融，消融范围类似手术切除。目前已随诊 1 年半，未复发。

射频消融治疗前应该全面评估患者的全身状况、肝功能状态、肿瘤大小和位置，以确定射频参数，包括穿刺点的选择、射频范围、射频次数和持续时间。采用多次叠加、多针重叠的消融方案，保证消融范围完全覆盖肿瘤范围，拔针前消融针道以碳化止血和防止肿瘤针道转移，要注意肿瘤与邻近器官的关系，制定合理的穿刺路径及消融范围，在保证安全的前提下，达到足够的安全范围。

（杨晓珍　龙　江　钱智玲）

参考文献

[1] LENCIONI R，DE BAERE T，SOULEN M C，et al. Lipiodol transarterial chemoembolization for hepatocellular carcinoma：a systematic review of efficacy and safety data[J]. Hepatology，2016，64（1）：106-116.

[2] YANG M，FANG Z，YAN Z，et al. Transarterial chemoembolisation（TACE）combined with endovascular implantation of an iodine-125 seed strand for the treatment of hepatocellular carcinoma with portal vein tumor thrombosis versus TACE alone：a two-arm，randomized clinical trial[J]. J Cancer Res Clin Oncol，2014，140（2）：211-219.

[3] 国家卫生计生委办公厅 . 原发性肝癌诊疗规范指南与共识（2017）. 消化肿瘤杂志（电子版），2017，9（4）：213-228.

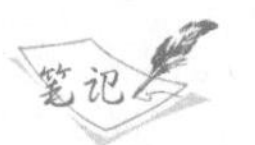

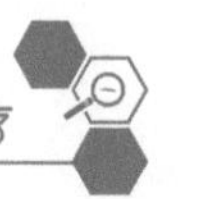

病例 14　TACE 联合 CT 引导下消融治疗肝癌合并门脉癌栓 2

病历摘要

【基本信息】

患者，男，54 岁，主因“肝病史 20 年余，发现肝内占位 3 天”于 2010 年 11 月 20 日入院。

现病史：20 年前体检乙肝表面抗原阳性，当时无发热、咯血、胸痛等表现，自诉肝功能正常，未系统诊治。4 年前无明显诱因出现乏力伴轻度腹胀，于我院就诊，诊断为慢性乙型肝炎，行恩替卡韦抗病毒治疗。3 年后复查因出现乙肝病毒载量不降，结合检查考虑恩替卡韦耐药，遂改为阿德福韦酯抗病毒治疗。再次复查时行腹部超声提示肝内占位，进一步行腹部 CT 检查提示肝癌可能，且合并门脉癌栓。为求进一步诊治收入院。

既往史：高血压史 10 年余，最高至 140/90 mmHg，规律口服降压药治疗。17 年前因腮腺肿瘤行切除术治疗。

【体格检查】

体温 36.2 ℃，脉搏 75 次 / 分，神志清，精神可，慢性肝病面容，浅表淋巴结未触及肿大，心音有力，心律齐，各瓣膜听诊区未闻及病理性杂音，左肺呼吸音清，右肺呼吸音低，未闻及干、湿性啰音，腹软，无压痛及反跳痛，肝脾肋下未触

及，移动性浊音阴性，双下肢无水肿，神经系统查体无异常。

【辅助检查】

实验室检查：WBC 4.19 × 10^9/L，HGB 163 g/L，PLT 139 × 10^9/L。ALT 117.4 U/L，AST 87.2 U/L，TBIL 16.4 μmol/L，DBIL 4.0 μmol/L。HBsAg、Anti-HBs、HBeAg 及 Anti-HBc 阳性。HBV-DNA 1.32×10^5 copies/mL。AFP 595.9 ng/mL。

影像学检查见图 14-1。

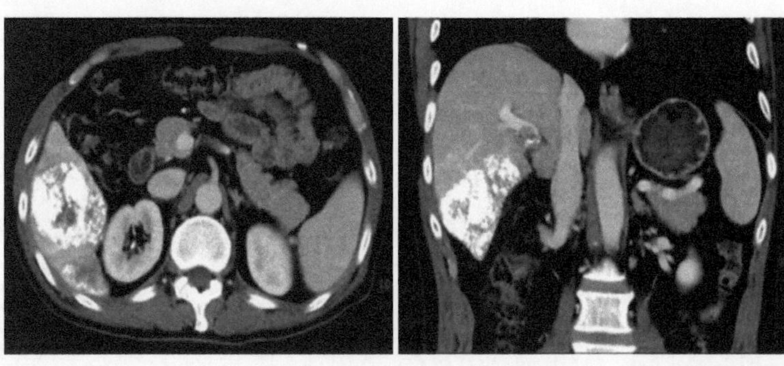

图 14-1　术前 CT

【诊断】

原发性肝癌，门脉癌栓；轻度慢性乙型病毒性肝炎。

【鉴别诊断】

（1）门静脉血栓：其形成多由于门静脉及其分支的外科手术史，或存在以下危险因素：晚期肝硬化、门静脉损伤、腹部炎症性疾病或其他肿瘤及全身危险因素，包括骨髓增生性疾病、凝血因子突变、怀孕、抗磷脂综合征等。其 CT 影像与门静脉癌栓（portal vein tumor thrombus，PVTT）相比，在密度、强化、管壁侵犯、充盈程度与栓塞位置上均有所不同。

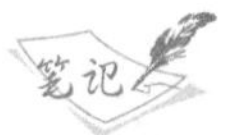

（2）门脉海绵样变性：是指门静脉慢性阻塞后，入肝血流

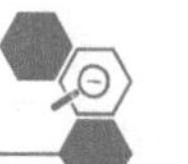

受阻，导致门静脉压力增高，为减轻门脉高压形成的门静脉周围侧支循环重建、再通，是机体为保证肝脏血流灌注和肝脏功能正常的一种代偿性病变。其分为原发性（先天发育异常）和继发性（正常门静脉因疾病栓塞）两类。CT 增强扫描可清楚显示侧支循环血管的构成、走行、分布特点、扩张程度等。

（3）肝动静脉分流：肿瘤生长到一定程度极易侵犯门静脉，发生肝动脉 – 门静脉分流，并且合并 PVTT，是影响肝癌预后的一个主要因素。临床上应用增强 CT 扫描及 DSA 进行诊断。增强 CT 扫描显示动脉期门静脉主干与主动脉及肝动脉同步增强，PVTT 旁可见不规则排列的网络状血管显影；DSA 显示肝动脉早期显影的同时门静脉同步显影，肿瘤染色出现在门静脉显影后，一般可见瘘口，与肝动脉平行的外周门静脉分支同时显影，出现“双轨征”。诊断 PVTT 的同时需要鉴别是否合并肝动脉 – 门静脉分流。

【治疗】

入院后，患者一般状况尚可，食欲正常，二便无改变，予以保肝、抗肿瘤治疗，同时予以抗病毒治疗。入院后完善肝占位穿刺活检（图 14-2），后行肝动脉导管化疗栓塞联合微波消融术（图 14-3 至图 14-6）。

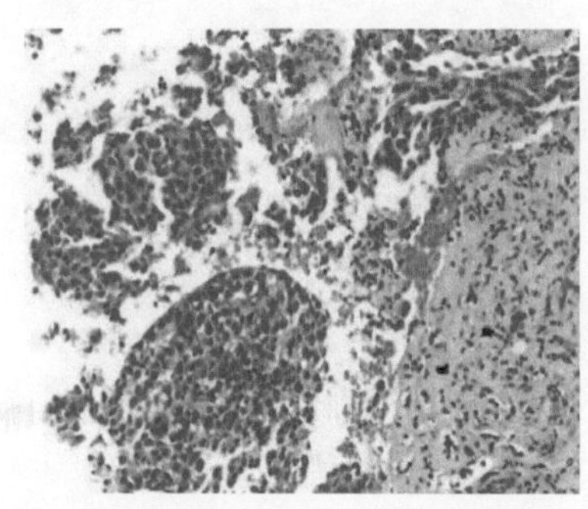

图 14-2 肝占位穿刺活检结果中分化肝细胞癌（2010-12-1）

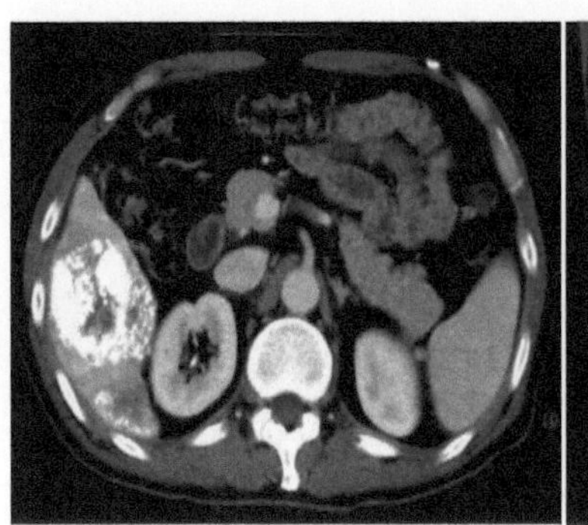
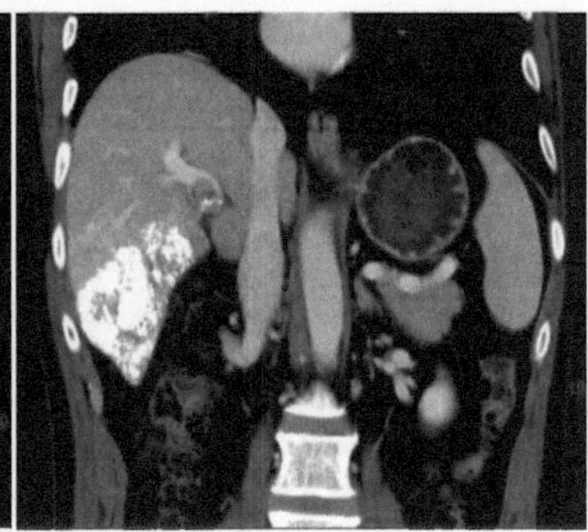

图 14-3 肝动脉导管化疗栓塞术（2010-12-5）

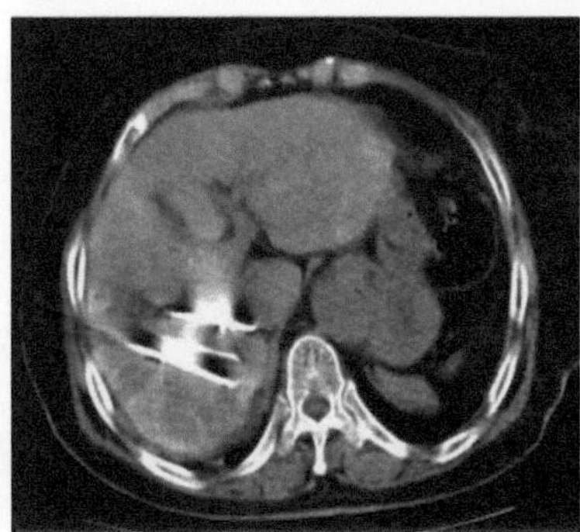
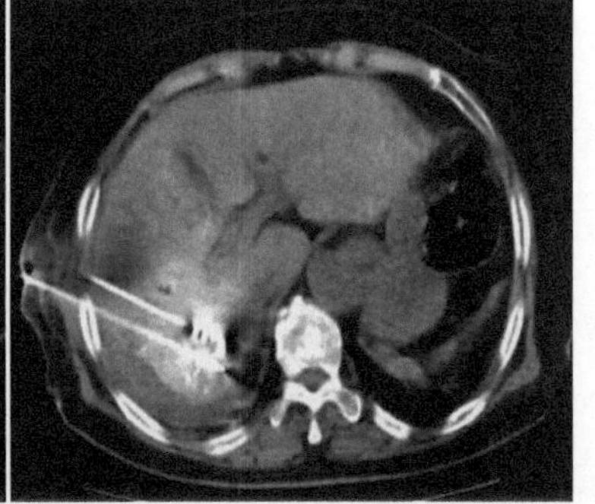

图 14-4 第一次肝癌及门脉癌栓微波消融术（2010-12-28）

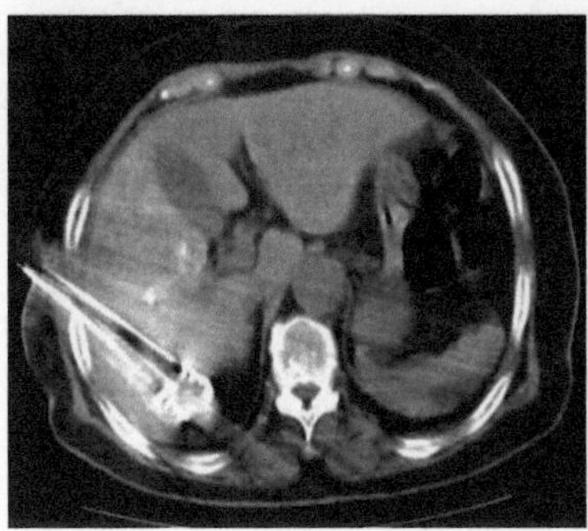
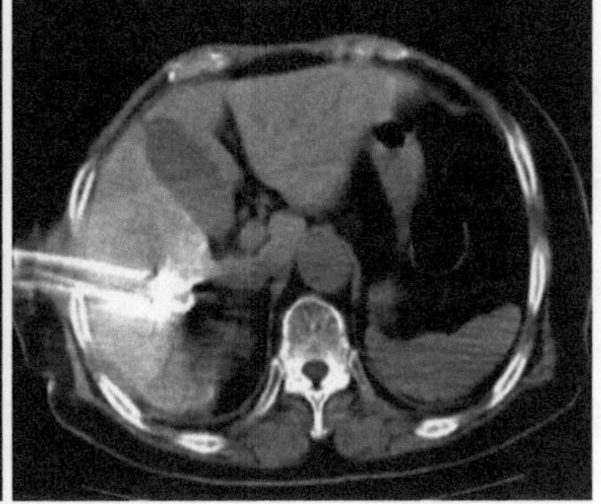

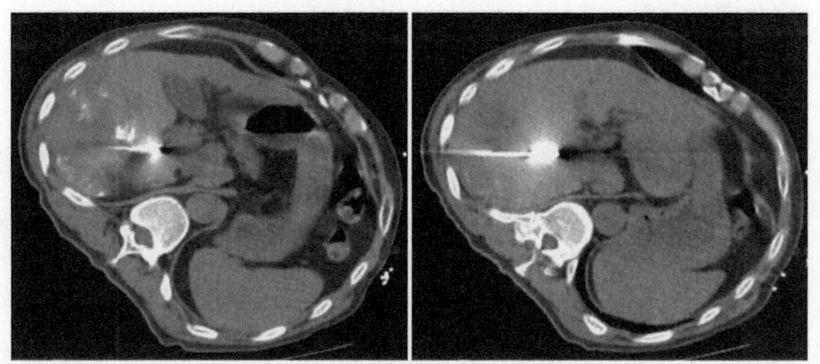

图 14-5　第二次肝癌及门脉癌栓微波消融术（2011-1-11）

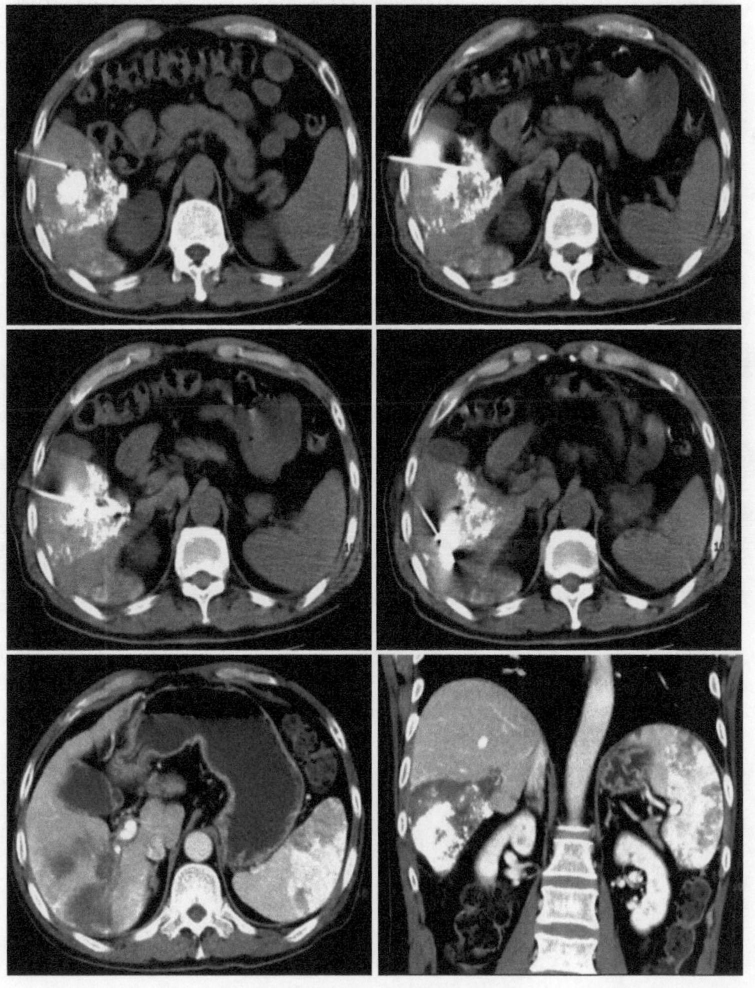

图 14-6　术后 CT

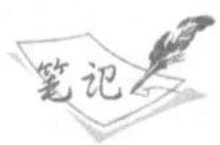

病例分析

患者为中老年男性，既往乙肝病史多年。入院时腹部增强 CT 提示原发性肝癌伴门静脉癌栓。肝占位穿刺活检结果提示中分化肝细胞癌。综上考虑该患者符合原发性肝细胞癌巴塞罗那 C 期，Child-Pugh A 级，ECOG 评分为 0 分，属于肝细胞癌进展期。根据美国肝病学会肝细胞癌伴门静脉癌栓治疗指南建议给予靶向药物治疗，但依据中国原发性肝癌诊疗规范，该患者可首先行 TACE 或放疗降期后行根治性治疗（外科手术或消融治疗）。患者于我中心行 TACE+ 解剖性消融（左叶解剖性消融），最终达到根治性治疗目的。同时，由于乙肝患者 HBV-DNA 定量与肝癌发生、发展密切相关，积极给予核苷类似物抗病毒治疗，尽快将 HBV-DNA 定量降至最低，对于减少肝癌复发及延长患者生存期都有显著的影响。

病例点评

原发性肝癌是我国常见的恶性肿瘤，年病死率仅次于肺癌，位居恶性肿瘤病死率的第 3。影响肝癌预后的重要因素是伴发 PVTT，肝癌合并 PVTT 常常被视为肝癌晚期的标志，若不积极治疗，存活期一般不超过 6 个月，平均为 2.7 个月，多在 3 个月内因食管胃底静脉曲张破裂出血或肝功能衰竭死亡。

PVTT 形成机制：肝癌大部分为肝动脉供血，肿瘤周边的癌细胞及卫星灶主要由门静脉供血。当肿瘤长大后，周边癌组织可突破包膜向外浸润生长，侵犯血管壁较薄的门静脉分支形

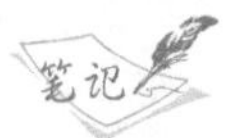

成门静脉癌栓。肝小叶中央静脉缺乏结缔组织，容易受肿瘤结节及肝硬化结节压迫而闭塞，不能充分回流肿瘤组织的动脉灌注血液，含有癌细胞的输出血流向门静脉逆流，形成门静脉癌栓。也有学者认为门静脉系统相对低压、低流速，脱落的癌细胞经瘤体内动脉－门静脉分流易进入门静脉并形成癌栓。

回顾性研究显示，放射治疗 PVTT 的中位生存期为 6.7 ～ 11.0 个月，1 年、2 年及 5 年生存率分别为 30% ～ 40%、20% ～ 30% 和 5.1% ～ 24%。目前 TACE 联合索拉非尼治疗在临床上更为常用，治疗效果更佳。TACE 联合射频消融治疗中位生存期为 47.5 个月，1 年、3 年及 5 年生存率分别为 93.6%、68.1% 和 61.7%。对肝癌合并门脉癌栓的联合治疗，我院郑加生团队行 TACE 联合 MWA 治疗原发性肝癌合并门脉癌栓患者的 1 年、3 年生存率分别为 48% 和 23%，而单纯 TACE 的生存率分别为 33% 和 20%，联合治疗的总体生存期为 13.5 个月，单纯 TACE 为 9.5 个月。本例 TACE 联合 MWA 于 2011 年 1 月 11 日完成解剖性肝段消融治疗。

（赵　鹏　龙　江　钱智玲）

参考文献

[1] SHIRAI S，SATO M，SUWA K，et al. Single photon emission computed tomography-based three-dimensional conformal radiotherapy for hepatocellular carcinoma with portal vein tumor thrombus[J]. Int J Radiat Oncol Biol Phys，2009，73（3）：824-831.

[2] WANG G，LIU Y，ZHOU S F，et al. Sorafenib combined with transarterial chemoembolization in patients with hepatocellular carcinoma：a meta-analysis and systematic review[J]. Hepatol Int，2016，10（3）：501-510.

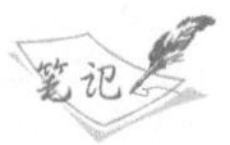

[3] YI Y，ZHANG Y，WEI Q，et al. Radiofrequency ablation or microwave ablation combined with transcatheter arterial chemoembolization in treatment of hepatocellular carcinoma by comparing with radiofrequency ablation alone[J]. Chin J Cancer Res，2014，26（1）：112-118.

[4] LONG J，ZHENG J S，SUN B，et al. Microwave ablation of hepatocellular carcinoma with portal vein tumor thrombosis after transarterial chemoembolization：a prospective study[J]. Hepatol Int，2016，10（1）：175-184.

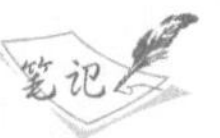

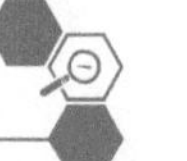

病例 15　微波联合化学消融治疗肝癌合并淋巴结转移

病历摘要

【基本信息】

患者，男，77 岁，主因“乙肝病史 2 年余，肝癌 1 年余”入院。

现病史：患者乙肝病史 2 年余，未系统治疗。1 年前超声发现肝脏多发占位，CT 检查诊断为原发性肝癌，AFP 为 2396 ng/mL，行 TACE 联合 RFA 治疗，病灶完全消融，AFP 降为 8 ng/mL，之后定期随诊，病情尚稳定。后复发，CT 提示腹腔可见多发转移，直径分别为 3.2 cm、2.5 cm，肝内未见残余及新发病灶，考虑为肝癌淋巴结转移。

既往史：体健。

【体格检查】

神志清楚，精神可，皮肤、巩膜无黄染，两肺呼吸音清，未闻及干、湿性啰音，心率 80 次 / 分，心律齐，腹壁柔软，无压痛，无反跳痛，肝脾未触及，肝区无叩痛，移动性浊音阴性，无下肢水肿。

【辅助检查】

血常规、肝功能、肾功能、凝血功能正常。AFU 40.5 U/L，AFP 9797 ng/mL。影像学检查见图 15-1。

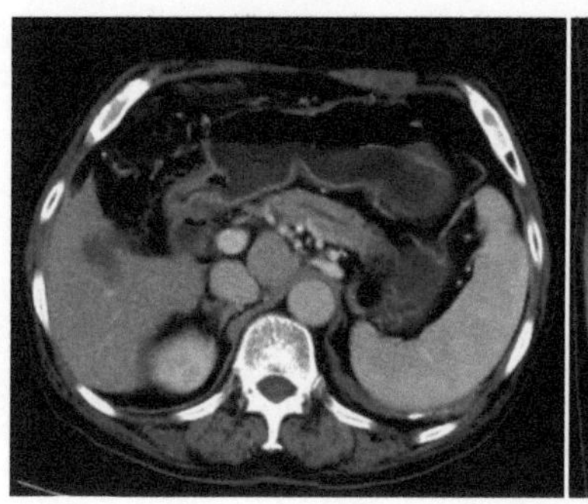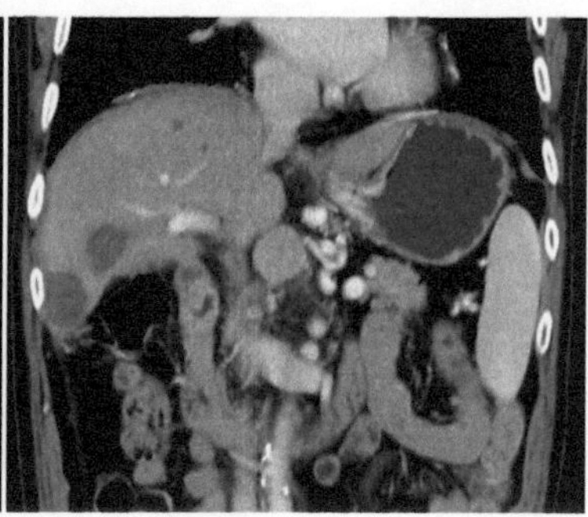

图 15-1　术前 CT

【诊断】

原发性肝癌，肝动脉介入化疗栓塞术后，射频消融术后，腹腔淋巴结转移癌；乙型肝炎肝硬化代偿期；肝囊肿；双肾囊肿；胆囊结石。

【鉴别诊断】

（1）腹腔淋巴结结核：多有结核接触史，腹部触及结节或肿块，结核菌素试验阳性，腹部 CT 或者 X 线平片可显示钙化灶，分为原发性和继发性两种。无其他原发结核病灶可寻者为原发性淋巴结结核；在胸腹或者生殖器病灶等之后出现者为继发性淋巴结结核，结核菌由淋巴及血行播散而来。肿大的淋巴结大小不等，呈干酪样变，可相互融合呈团，并与邻近肠管、腹膜及大网膜粘连形成巨大肿块。患者多有腹痛、腹胀、恶心、呕吐等消化道症状及低热、盗汗、消瘦等结核中毒症状。

（2）感染性淋巴结肿大：腹腔炎症都可以引起腹腔淋巴结肿大，如肠系膜淋巴结炎、肝炎、胆囊炎、阑尾炎等。化验检查血常规、白细胞及中性粒细胞等均可升高。抗感染治疗后淋巴结即可明显缩小。

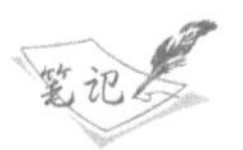

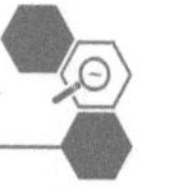

（3）恶性淋巴瘤：在影像学检查中，单纯广泛腹腔淋巴结肿大常见于恶性淋巴瘤，分为霍奇金淋巴瘤和非霍奇金淋巴瘤，二者均以慢性进行性无痛性淋巴结肿大为特征。原发于腹腔者在未出现压迫症状之前不易早期发现，多无浅表淋巴结肿大。有些患者有发热、皮肤瘙痒等症状。淋巴结针吸活检或者淋巴结活检方可明确病理诊断。

【治疗】

先行腹膜后病灶 MWA，1 周后行腹腔淋巴结化学消融（图 15-2 至图 15-5）。

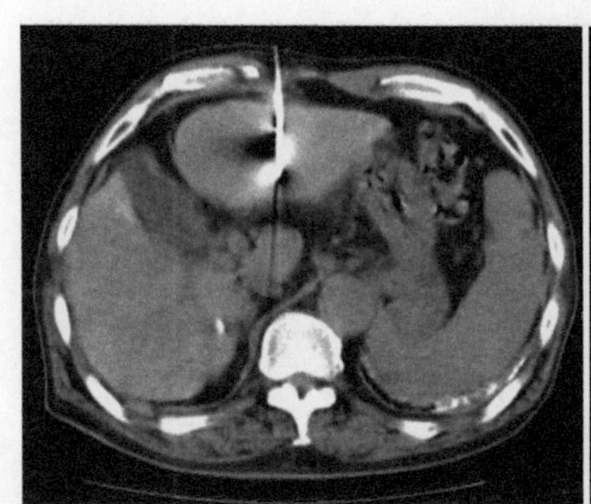
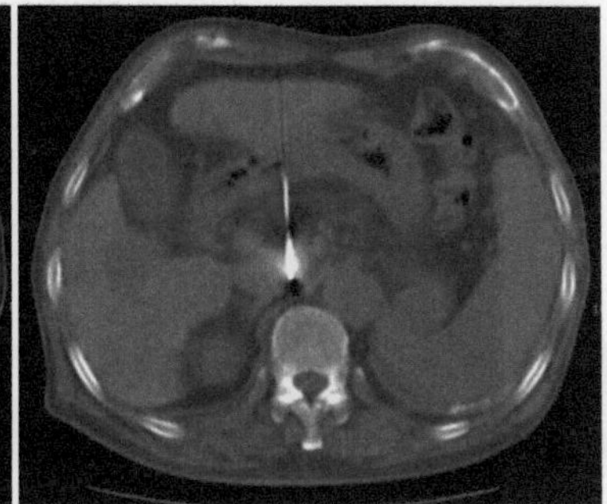

图 15-2　术中 CT

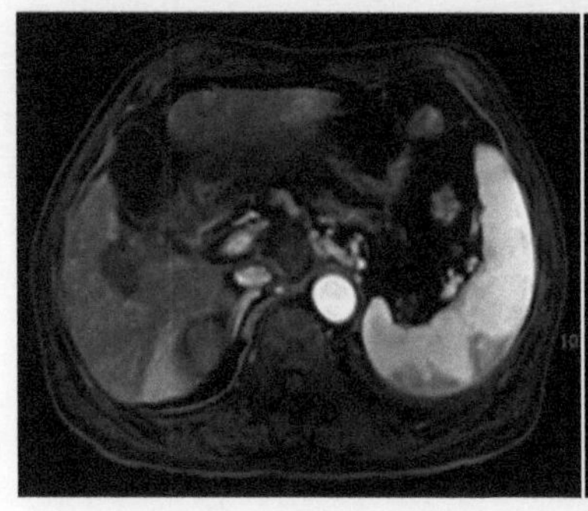
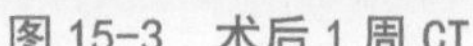

图 15-3　术后 1 周 CT

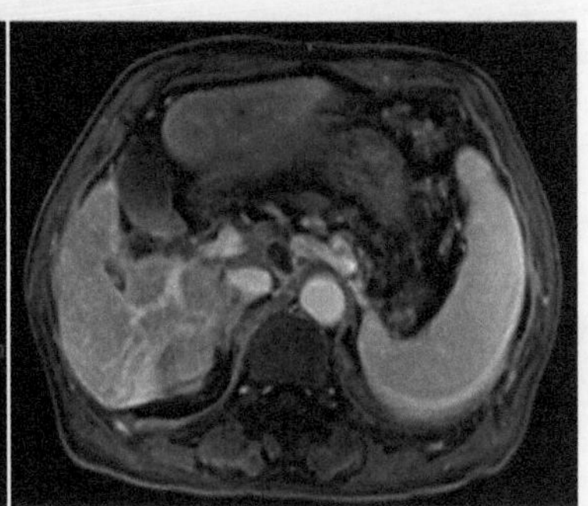

图 15-4　术后 20 个月 CT

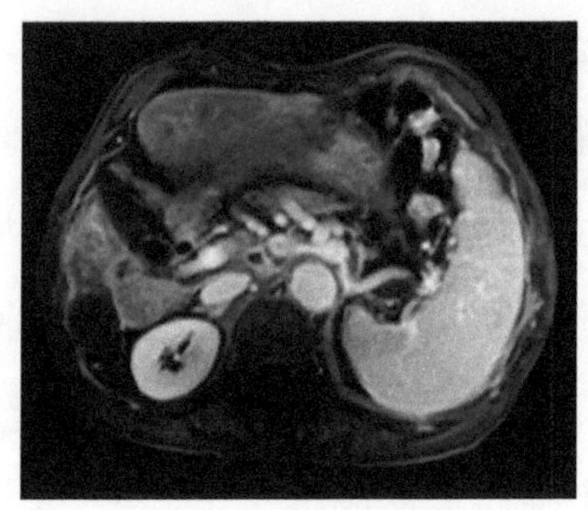

图 15-5　术后 7 年 CT

【随访】

术后规律随访，至今未见复发转移。

病例分析

腹膜后病灶 MWA 消融和腹腔淋巴结化学消融注意事项：①腹膜后病灶消融结束，需行肝内穿刺路径消融，如穿刺路径邻近肝内胆管主要分支时，消融穿刺路径应予以避让；②腹腔淋巴结转移瘤活动度大，术中穿刺针到达其边缘时应按预计穿刺深度快速进针，方能穿刺进入病灶；③也可将细针留置，起固定病灶作用，再应用另一细针进行穿刺，可明显增加穿刺成功率；④腹腔内淋巴结较大时，单点注射无水乙醇很难均匀弥散，宜采用多点缓慢注射，并可多路径穿刺，如本例即采用右侧及剑突下两个穿刺路径。

病例点评

由恶性肿瘤引起的腹膜后或腹腔淋巴结转移在临床上较常

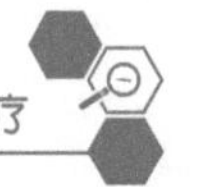

见。常规的治疗方法主要是化疗和放疗，但部分淋巴结转移对化疗、放疗不敏感。

消融治疗腹膜后和盆腔恶性肿瘤，近年来逐渐用于临床，取得了一定的疗效。应用CT引导下经皮穿刺酒精消融疗法治疗腹膜后或腹腔淋巴结转移，在国内外较少报道。王培军等对178例腹膜后或腹腔淋巴结转移瘤患者进行了经皮穿刺酒精消融治疗，153例淋巴结转移瘤在酒精消融术后，即刻进行CT扫描，病灶完全被酒精弥散，肿块较大者可重复治疗2～3次。治疗后1个月、3个月、6个月、12个月、16个月应用CT和（或）MRI随访评价，转移性肿大淋巴结完全坏死并缩小者97例，绝大部分坏死者18例，完全消失者63例。其后数个研究表明，CT引导下经皮穿刺化学消融术治疗腹膜后淋巴结转移瘤是一种效果显著的介入方法。

（宋飞翔　袁春旺　崔石昌）

参考文献

[1] 郑家平，俞炎平，邵国良，等. 射频消融治疗腹膜后和盆腔恶性肿瘤 [J]. 肿瘤学杂志，2005，11（4）：277-279.

[2] 武清，顾小强，徐家华，等. 冷冻消融治疗复发性盆腔和后腹肿瘤的应用 [J]. 介入放射学杂志，2017，26（10）：899-902.

[3] 孙厚坦，赵威武，陈朝旻，等. 微波消融治疗腹膜后淋巴结1例 [J]. 中国医学影像技术，2014，10（257）：56.

[4] 吴孟孟，孙亚红，宋鹏远，等. 微波消融联合 ^{125}I 粒子植入治疗腹腔恶性软组织肿瘤的临床观察 [J]. 中华肿瘤防治杂志，2016，23（16）：5.

[5] 王培军，左长京，田建明，等. 腹膜后或腹腔转移性淋巴结CT引导下经皮穿刺酒精消融治疗 [J]. 临床放射学杂志，2001，20（12）：941-943.

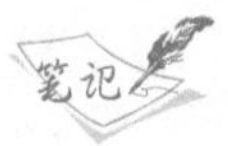

[6] 王向昱，张建新，林胜璋，等. 经CT引导酒精消融治疗腹膜后淋巴结转移54例[J]. 中华普通外科杂志，2007，22（12）：952-953.

[7] 吴斌，徐大伟，王藩. CT引导下经皮穿刺化学消融术治疗腹膜后淋巴结转移瘤的疗效[J]. 武警医学，2016，27（8）：819-822.

[8] 付伟，陈士新，刘海，等. CT引导下腹膜后淋巴结消融术在治疗顽固性癌性腹痛中的应用[J]. 实用放射学杂志，2013，29（10）：1622-1623+1631.

第三章
梗阻性黄疸介入诊疗

病例 16　肝门部胆管癌致梗阻性黄疸经皮引流术

病历摘要

【基本信息】

患者，女，64 岁，主因“乏力、纳差伴眼黄、尿黄 1 周”入院。患者为老年女性，隐匿起病。

现病史：40 年前体检时发现乙肝表面抗原阳性，10 个月前出现纳差，于北京某医院就诊，行肝脏 MRI 示肝右叶占位，

于 2018 年 6 月 21 日行肝部分切除术，术后病理回报：肝内胆管细胞癌，可见脉管内癌栓及神经侵犯。1 周前患者出现眼黄、尿黄，为求进一步治疗来我院就诊。

既往史：体健。

【体格检查】

神志清，精神可，皮肤、巩膜中度黄染，双肺呼吸音清，心率 74 次 / 分，心律齐，腹平软，无压痛、反跳痛，双下肢无水肿，移动性浊音阴性。

【辅助检查】

实验室检查：WBC 3.5×10^9/L，N% 66.8%。TBIL 223 μmol/L，DBIL 161.1 μmol/L。

影像学检查见图 16-1。

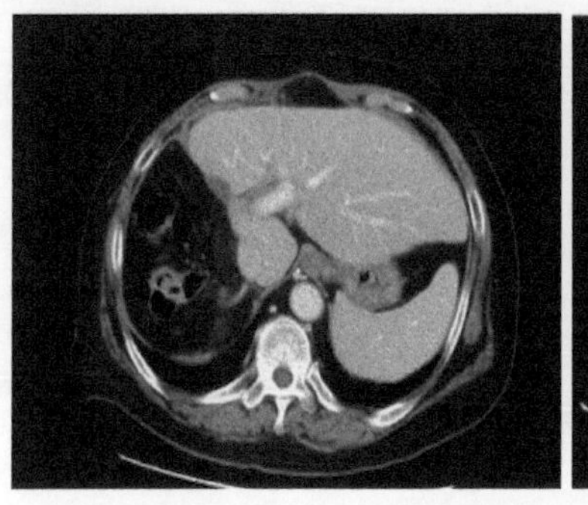
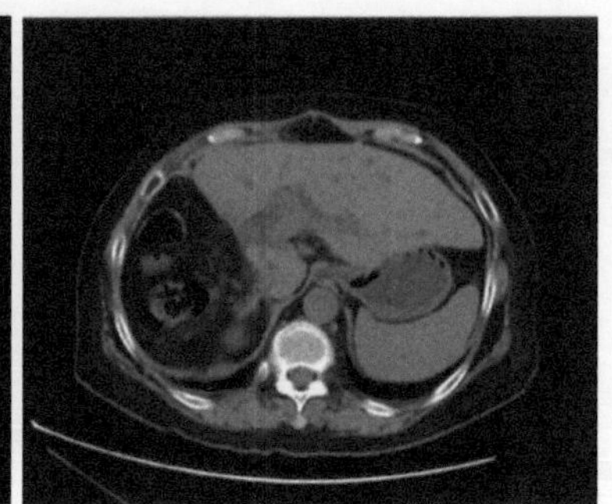

图 16-1　术前 CT

【诊断】

肝门部胆管癌，梗阻性黄疸。

【鉴别诊断】

（1）原发性硬化性胆管炎（primary sclerosing cholangitis，PSC）：PSC 可与胆管癌混淆。管周浸润型（PI 型）胆管癌可

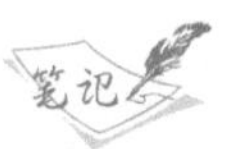

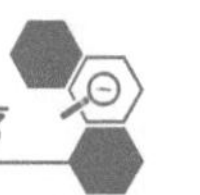

能产生跳跃性病变，与PSC表现中的多处狭窄非常相似。PI型胆管癌病变通常局限于胆道系统的某一部分，但对于PSC患者，病变通常弥漫分布于整个胆道系统。影像检查可发现肿块，组织活检可能对诊断提供帮助，但阳性率很小。

（2）肝癌伴胆管癌栓：特别是原发病灶不明显的患者，与肝门部胆管癌，尤其是腔内生长型的，在影像上可能有一定的相似处，都可以表现为肝门部的胆管梗阻，胆管腔内有充盈缺损。但如果注意到患者有慢性肝炎、肝硬化的既往病史，实验室检查多伴有AFP升高、肝炎病毒学检查呈阳性，增强CT/MRI可见脾大及肝硬化的其他表现。

（3）良性炎性肿瘤：也称为肝脏炎性假瘤、良性纤维化性疾病或肝门处假性恶性瘤等。肿块由慢性炎性细胞和纤维化组织构成。良性炎性肿瘤最常见于肝外上段胆管，也见于肝内，最少见于下段胆管。

【治疗】

胆道恶性梗阻是指累及胆道系统的肝细胞癌、肝门部胆管癌、胰头癌和壶腹部周围癌等，直接或间接导致的胆道梗阻所引起的以高胆红素血症、黄染及胆管扩张等为主要临床表现的一类疾病。由于发病隐匿，就诊时肿瘤已进展至中晚期，丧失手术根治机会，行左侧入路，经皮经肝穿刺胆道引流术，旨在退黄（图16-2）。

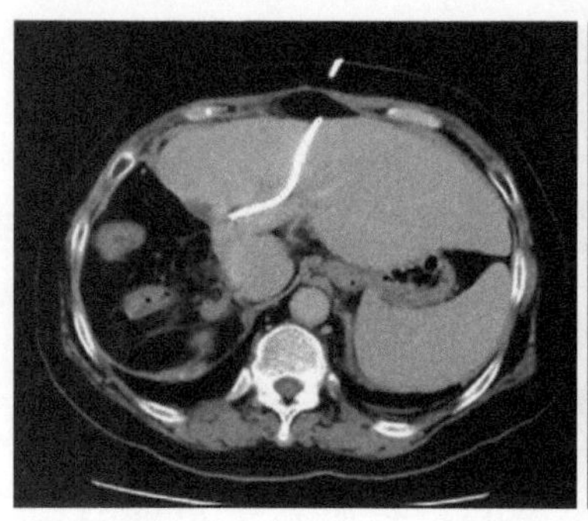
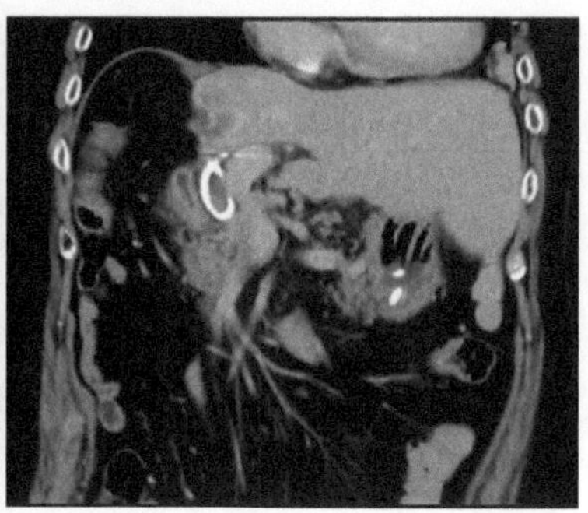

图 16-2　术后 CT

【随访】

患者术后 10 天检查 WBC 2.81×10^9/L，N% 59.4%，TBIL 30.8 μmol/L，DBIL 22.2 μmol/L。腹部平扫 CT 提示肝内、外胆管无明显扩张。

病例分析

患者肝右叶肝癌切除术后，肝门部病灶复发压迫胆管引起胆道高位梗阻，肝内胆管明显扩张，结合化验检查总胆红素升高，且以直接胆红素升高为主。患者体质弱，当务之急为退黄治疗，方法包括内镜逆行引流和经皮经肝穿刺引流，减黄后可考虑支架植入以提高生活质量，延长生存期。经消化内镜会诊，不适合内镜下引流，遂选择经皮经肝穿刺胆道引流。

病例点评

目前临床常通过超声检查诊断来鉴别产生黄疸的原因，并且常用的放射学检查，包括腹部平片、CT、MRI、磁共振胰胆

管成像、经皮经肝穿刺胆管造影、内镜逆行胰胆管造影、核素扫描、胆道镜等。

梗阻性黄疸是一种由于胆道梗阻引起的以高胆红素血症为主要特点的严重病理、生理紊乱，对机体可产生多方面的损伤，包括肝肾功能、凝血功能及免疫功能等。梗阻上段的胆管或肝内胆管扩张，胆小管黏膜胆盐浓度明显增高，腔内胆栓形成，容易发生胆小管感染；由于压力增高及胆汁本身对胆道系统的损伤，使得胆道梗阻后炎症反应更容易发生。胆道梗阻发生后，全身免疫功能下降，细胞免疫功能降低和受抑制尤为显著，加重炎症反应和组织损伤，甚至引发全身炎症反应综合征和多器官功能障碍综合征。胆道梗阻时，由于胆管内压力增高，胆汁停止分泌，胆盐反流入血而不能进入肠道，从而导致肠道内细菌繁殖，内毒素生成增加。内毒素主要是通过肝巨噬细胞介导肝脏损伤。此外，胆道梗阻早期由于毛细胆管增生和肝细胞肿胀，促使肝脏微循环紊乱，后期由于肝细胞坏死，导致肝细胞不可逆损伤。发生梗阻性黄疸时，由于肠道内缺乏胆汁酸而使脂溶性维生素（包括维生素 K）吸收障碍，再加上肝细胞本身功能的损坏，使凝血因子生成减少，容易导致凝血功能障碍。

对无法通过手术治疗的恶性梗阻性黄疸患者，经皮经肝穿刺胆道引流术及支架植入术是缓解黄疸的有效手段。此外，降低血清胆红素水平，有助于恢复肝肾功能，可显著提高患者的生存质量，延长生存期。部分患者经皮经肝穿刺胆道引流术后可获得进一步治疗的机会。

高位胆道梗阻的置管有一定难度，反复穿刺及置入导丝、

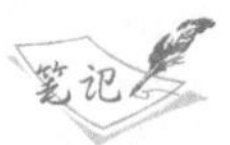

导管等操作增加了对肝实质和胆道的创伤，增大了损伤血管的机会，也就加大了并发症发生的概率。掌握正确、有效的操作方法，并规范操作过程，可提高置管的成功率，减少肝脏的损伤，避免不必要的并发症发生。

（高文峰　袁春旺　崔石昌）

参考文献

[1] IACONO C，RUZZENENTE A，CAMPAGNARO T，et al. Role of preoperative biliary drainage in jaundiced patients who are candidates for pancreatoduodenectomy or hepatic resection：highlights and drawbacks[J]. Ann Surg，2013，257（2）：191-204.

[2] 王倩，秀琴 . 恶性梗阻性黄疸的病理生理改变 [J]. 实用医技杂志，2015，22（3）：279-281.

[3] MATHIE R T，NAGORNEY D M，LEWIS M H，et al. Hepatic hemodynamic after chronic obstruction of the biliary tract in the dog[J]. Surg Gynecol Obstet，1988，166（2）：125-130.

[4] SCOTT-CONNER C E，GROGAN J B. The pathophysiology of biliary obstruction and its effect on phagocytic and immune function[J]. J Surg Res，1994，57（2）：316-336.

[5] PADILLO J，PUENTE J，GÓMEZ M，et al. Improved cardiac function in patients with obstructive jaundice after internal biliary drainage：hemodynamic and hormonal assessment[J]. Ann Surg，2001，234（5）：652-656.

[6] YARMOHAMMADI H，COVEY A M. Percutaneous biliary interventions and complications in malignant bile duct obstruction[J]. Chin Clin Oncol，2016，5（5）：68.

[7] 梁松年，苏洪英，冯博，等 . 恶性梗阻性黄疸介入治疗后近期并发症的分析与处理 [J]. 介入放射学杂志，2012，21（11）：927-930.

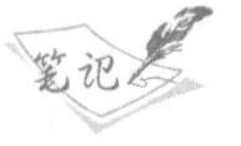

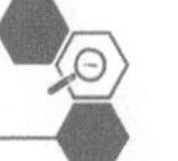

病例 17　胰头癌致梗阻性黄疸经皮引流术

病历摘要

【基本信息】

患者，男，58 岁，主诉眼黄、尿黄 2 周，伴食欲缺乏 1 周。

现病史：2 周前无明显诱因出现眼黄、尿黄，于当地医院就诊。B 超显示肝内、外胆管扩张，MRI 显示低位胆道梗阻，为进一步治疗来我院就诊。

既往史：体健。

【体格检查】

神志清，精神可，皮肤、巩膜中度黄染，双肺呼吸音清，心率 68 次 / 分，心律齐，腹平软，无压痛、反跳痛，双下肢无水肿，移动性浊音阴性。

【辅助检查】

WBC 10.69×10^9/L，N% 74.9%。TBIL 191.4 μmol/L，DBIL 125 μmol/L。

增强 CT 示（图 17-1）：胰头恶性占位，肝内、外胆管扩张。

【诊断】

胰头癌，梗阻性黄疸。

【鉴别诊断】

（1）十二指肠乳头纤维化：继发于胆囊结石的胆总管结

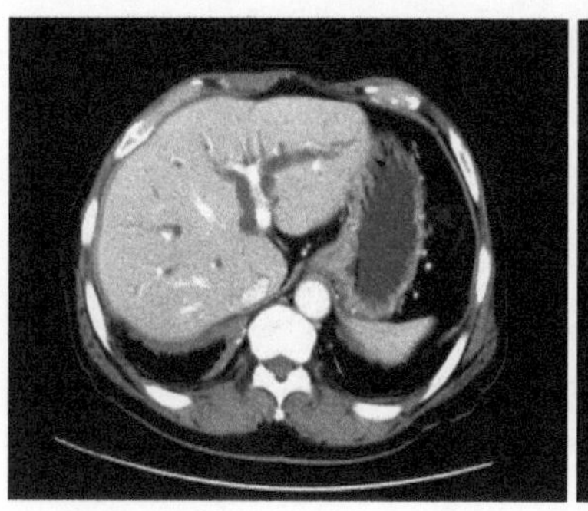
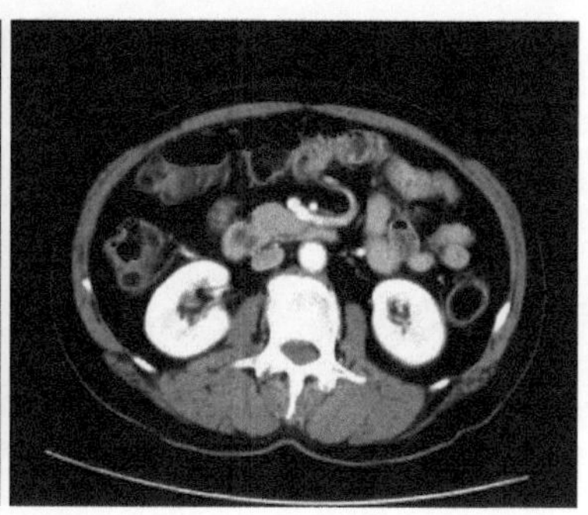

图 17-1　术前 CT

石，直接对胆总管下段造成机械性损伤，导致炎症及纤维组织增生。

（2）壶腹部炎性息肉：乳头状，位于壶腹内，梗阻多不完全。

（3）原发性硬化性胆管炎：肝内、外胆管多处狭窄伴狭窄间小囊状扩张，呈串珠状。

【治疗】

患者胰头癌、胆道低位梗阻，拒绝手术切除，故采取右侧入路经皮经肝穿刺胆道引流。（图 17-2，图 17-3）

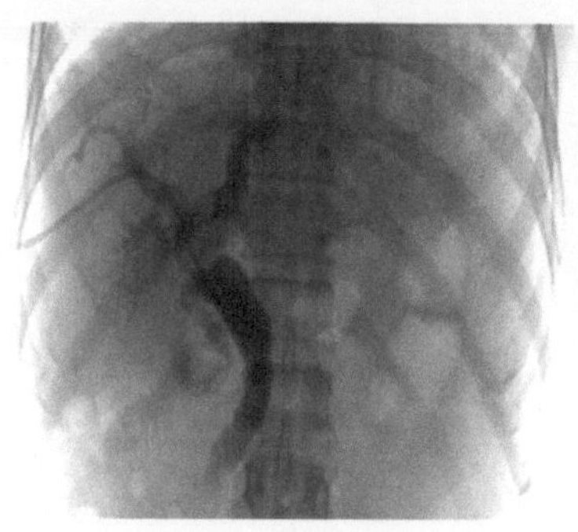
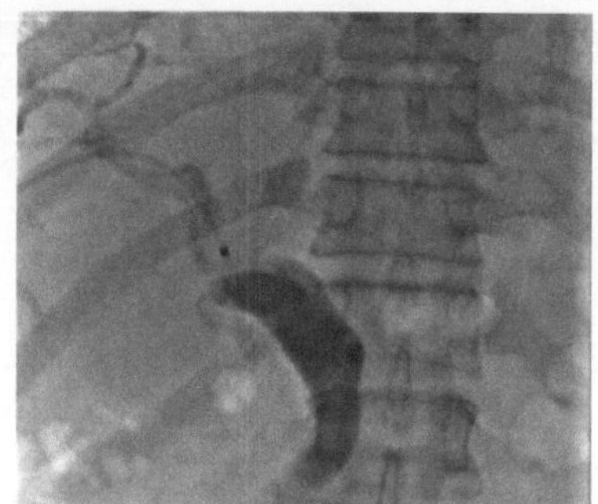

图 17-2　术中影像学检查

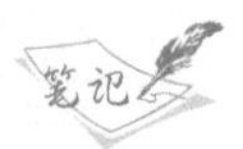

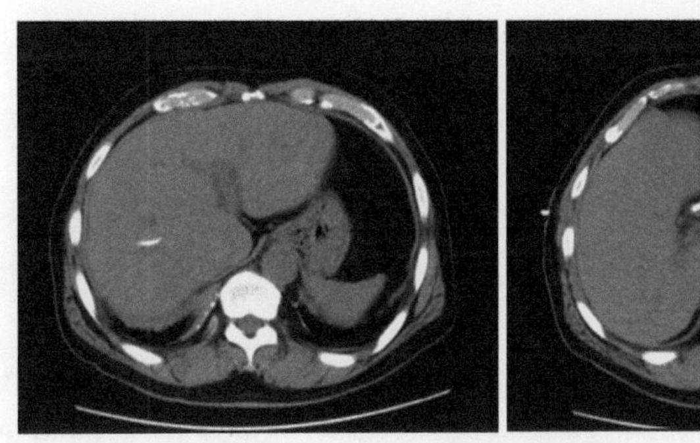
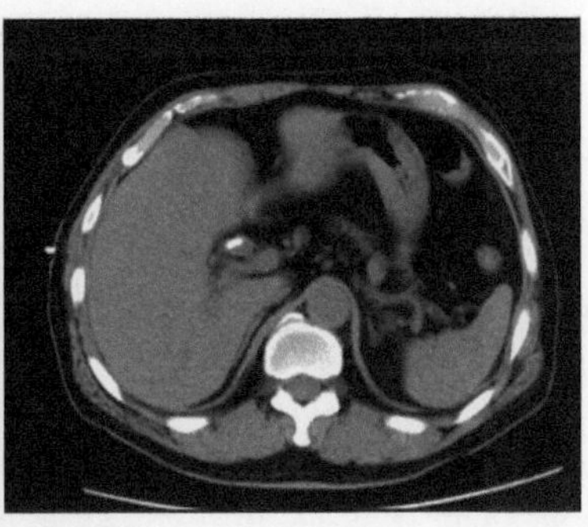

图 17-3　术后 CT

【随访】

患者术后 1 个月复查 WBC 9.05×10^9/L，N% 59.4%，TBIL 54.2 μmol/L，DBIL 23.3 μmol/L，持续外引流。

病例分析

患者低位胆道梗阻，肝内、外胆管明显扩张，结合化验检查总胆红素升高，且以直接胆红素升高为主。减黄方法包括内镜逆行引流和经皮肝穿刺引流，待胆红素降低后可考虑支架植入以提高生活质量，延长生存期。消化内镜下插管失败，遂选择经皮经肝穿刺胆道引流。

病例点评

低位恶性梗阻性黄疸，行经皮经肝穿刺胆道引流可缓解患者胆道梗阻症状，包括胆管炎、皮肤瘙痒、恶心及食欲减退等，黄疸消退、症状缓解后可考虑内、外科会诊行进一步综合治疗。

恶性梗阻性黄疸是指由于恶性肿瘤直接侵犯或压迫主要肝管主干、肝总管和胆总管，导致胆汁淤积而引起的肝功能受损、高胆红素血症、体液和组织黄染等临床疾病，对机体造成了较大损坏。根据不同梗阻部位，将恶性梗阻性黄疸分为低位胆道梗阻和高位胆道梗阻。低位胆道梗阻主要指胰头癌、壶腹癌及胆总管下段癌等恶性肿瘤所致的梗阻，而高位胆道梗阻主要指肝门部胆管癌或胆囊癌所致的高位胆道梗阻。恶性梗阻性黄疸临床治疗较难，因其隐匿性较强，确诊时已为中晚期，存在广泛转移，预后极差，根治性手术切除的最佳时机早已错过。目前，该病主要临床治疗方法有根治性治疗、胆道引流及介入疗法等，需根据患者病情及适应证来选择更适合的治疗方法。

经皮经肝穿刺胆道引流术是治疗恶性梗阻性黄疸有效的微创手术，能够引流胆汁，降低胆红素，缓解内毒素血症，恢复肝功能，改善生存质量。外引流术安全、简便、易耐受，尤其适合高龄患者；但因为其导致大量胆汁缺失，会造成水电解质平衡紊乱和消化功能减退。另外，引流管滑脱、胆道感染等现象时有发生，长期携带引流管也将给患者带来不便。

引流管在肠腔和胆道之间建立了一个持续、双向的通道，当肠道压力高时，肠液逆流入胆道，会引起反复的胆道感染。另外，细菌可以通过没有完全形成的窦道创面进入血液循环，引起全身发热的感染症状，预防措施包括减少外引流时间、抗生素及生理盐水冲管、保持大便通畅以降低肠道压力等方法。应根据患者耐受情况及术中经皮经肝穿刺胆道造影表现，采用符合患者自身条件的合理引流方式。

笔记

（高文峰　袁春旺　崔石昌）

参考文献

[1] KLATSKIN G. Adenocarcinoma of the hepatic duct at its bifurcation within the porta hepatis：an unusual tumor with distinctive clinical and pathological features[J]. Am J Med，1965，38（2）：241-256.

[2] 孙备，王拥卫，姜洪池 . 肝门部胆管癌的外科治疗进展 [J]. 中华消化外科杂志，2010，9（3）：237-240.

[3] ZHANG G Y，LI W T，PENG W J，et al. Clinical outcomes and prediction of survival following percutaneous biliary drainage for malignant obstructive jaundice[J]. Oncol Lett，2014，7（4）：1185-1190.

[4] 张崇国，周良，李轲东，等 . 经皮肝穿刺胆道引流联合支架植入治疗恶性阻塞性黄疸 [J]. 南通大学学报（医学版），2012，32（5）：408-411.

[5] 苏茂生，周宁新 . 胆道外引流的历史及其在现代微创外科时代的变迁 [J]. 肝胆外科杂志，2006，14（6）：471-473.

笔记

病例 18　肝内胆管癌致梗阻性黄疸胆道成形术

病历摘要

【基本信息】

患者，女，74 岁，主诉肝病史 3 年余，眼黄、尿黄 2 周。

现病史：患者高血压史 20 年余，3 年前体检时发现肿瘤标志物轻度升高，10 个月前发现肿瘤标志物明显升高，于北京某医院就诊，MRI 示肝内占位，PET-CT 示恶性肿瘤，7 个月前行肝肿物切除术，术后病理诊断肝胆管细胞癌，2 周前患者出现眼黄、尿黄，为进一步治疗来我院就诊。

既往史：体健。

【体格检查】

神志清，精神可，皮肤、巩膜中度黄染，双肺呼吸音清，心率 74 次 / 分，心律齐，腹平软，无压痛、反跳痛，双下肢无水肿，移动性浊音阴性。

【辅助检查】

实验室检查：WBC 9.31 × 10^9/L，N% 70.1%。TBIL 170.6 μmol/L，DBIL 85.4 μmol/L。

影像学检查见 18-1。

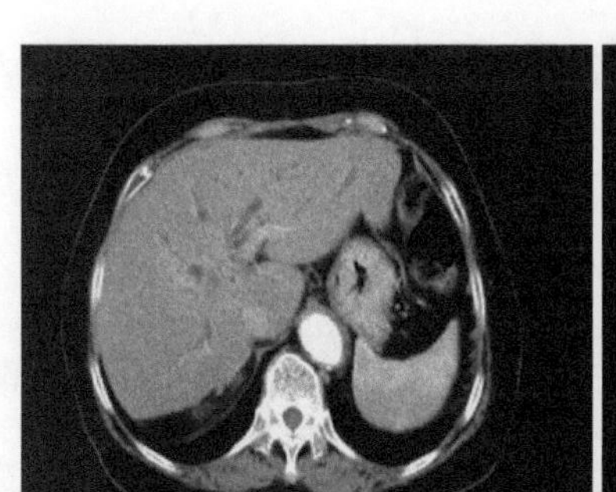
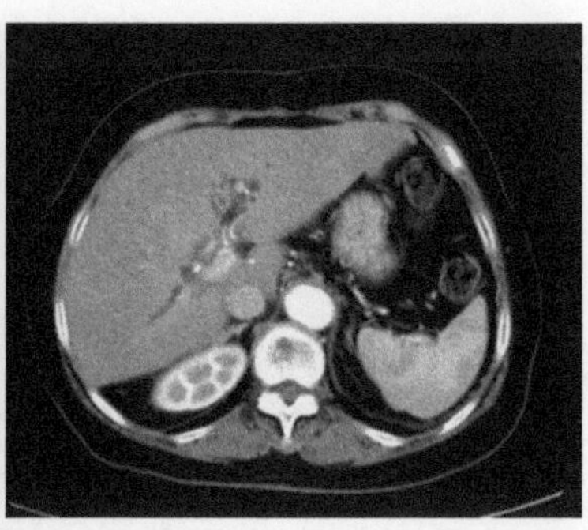

图 18-1　术前影像学检查

【诊断】

肝内胆管癌，梗阻性黄疸。

【鉴别诊断】

（1）原发性硬化性胆管炎：在表现上可与胆管癌混淆。管周浸润型（PI 型）胆管癌可能产生跳跃性病变，与 PSC 表现中的多处狭窄非常相似。对于 PI 型胆管癌，病变通常局限于胆道系统的某一部分，但对于 PSC 患者，病变通常弥漫分布于整个胆道系统。影像检查可检测出肿块，组织活检可能对诊断提供帮助，但阳性的概率很小。

（2）原发性肝癌伴胆管癌栓：特别是原发病灶不明显的患者，与肝门部胆管癌，尤其是腔内生长型的，在影像上可能有一定的相似处，都可以表现为肝门部的胆管梗阻，胆管腔内有充盈缺损。但实际上如果注意到患者有慢性肝炎、肝硬化的既往病史，实验室检查多伴有 AFP 升高、肝炎病毒学检查呈阳性，CT/MRI 可见脾大及肝硬化的其他表现。

（3）良性炎性肿瘤：也称为肝脏炎性假瘤、良性纤维化性疾病和肝门处假性恶性瘤等，肿块由慢性炎性细胞和纤维化组

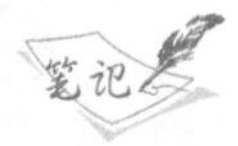

织构成。良性炎性肿瘤最常见于肝外上段胆管，也见于肝内，最少见于下段胆管。

【治疗】

患者于7个月前行肝内胆管癌切除术，目前总胆红素升高，肝内胆管扩张，因病灶位于肝门部位，左、右侧胆管互相不通，故需双侧分别置管引流及支架植入（图18-2）。

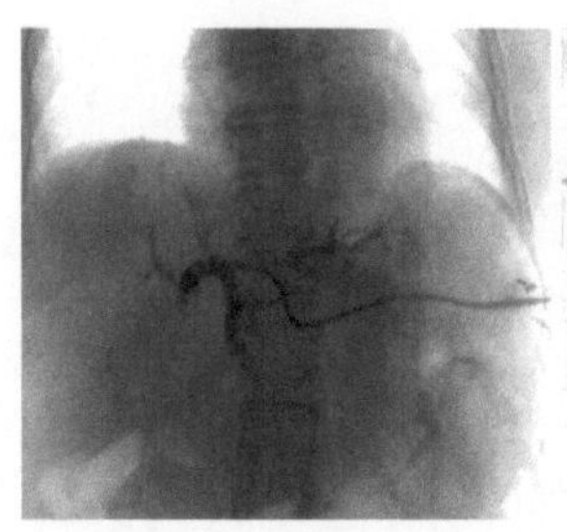
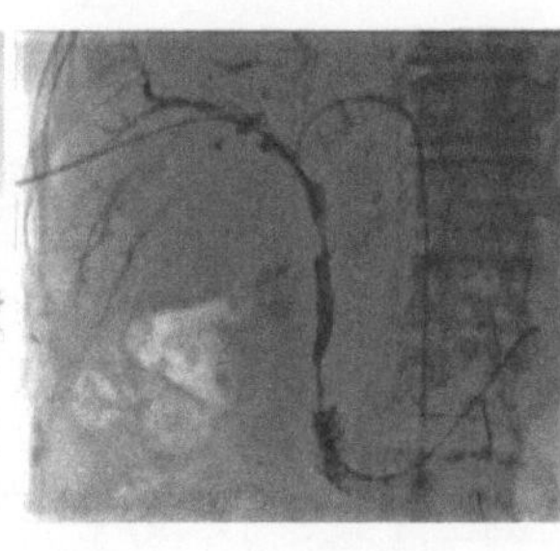
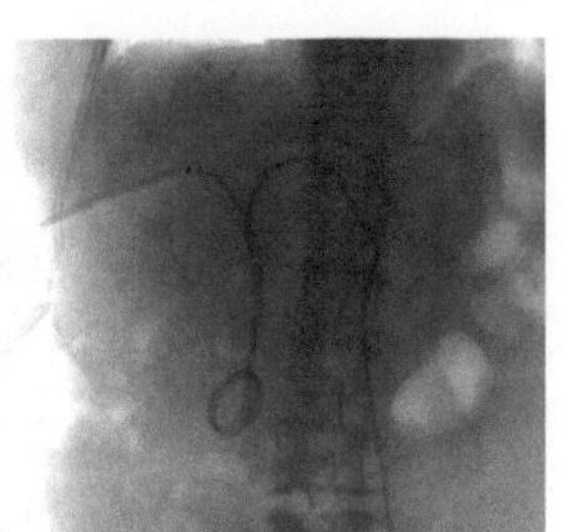

图18-2　术中影像学检查

【随访】

患者术后3个月复查WBC 9.85×10^9/L，N% 71.6%，TBIL 25.5 μmol/L，DBIL 7.5 μmol/L，1个月后双侧引流管拔除。

病例分析

支架植入后拔除引流管的时机掌握：一般不主张在支架植入后立即拔除引流管。留置引流管可尽快引流胆道内的碎屑和血块等，有利于保持支架通畅外，也为某些情况（如支架扩张不满意）再次进行胆道介入操作保留了通道。如植入胆道支架过程中发现胆汁清亮，支架扩张满意，可留置造影导管，24小时后拔除导管。如留置8 F以上引流管，拔管时间则应延

至 7 ～ 10 天后。若需提前拔管，应使用明胶海绵条或弹簧栓子等封堵穿刺通道。封堵过程中注意避免异位栓塞。

病例点评

患者高位胆道梗阻时，可能存在肝内多支胆道梗阻。根据胆道梗阻及对胆汁引流功能影响的程度，胆道梗阻又可分为完全解剖性梗阻、部分解剖性梗阻及部分功能性梗阻。完全解剖性梗阻是指行胆道造影时，对比剂不能进入梗阻远端，胆道不显影。部分解剖性梗阻是指行胆道造影时，对比剂可进入，胆汁可经梗阻段缓慢引流。部分功能性梗阻是指行胆道造影时，对比剂可经梗阻段进入梗阻远端胆道，但胆汁无法经梗阻段引流。

对 Bismuth-Corlett Ⅳ型胆道梗阻，应考虑患者的预期生存期，并参照术前影像学检查结果，制订详细的引流计划，必要时可放置多支胆道引流管。但对此类患者较难实现胆道完全引流，多数情况下引流大部分胆汁，即可有效地缓解黄疸症状。当单支引流管引流效果欠佳时再考虑置入更多引流管。

对高位恶性胆道梗阻，可根据不同情况，采用不同的胆道引流方式，包括：胆道完全外引流、胆道单支架植入并对侧外引流、胆道优势侧引流、胆道双支架植入。不同的胆道引流均可以达到降低黄疸、改善肝功能的目的。胆道双支架植入在远期疗效方面优于单支架植入，同时有更长的生存期，可明显提高生存质量。

肝门部胆管癌高位胆道梗阻病变复杂，通过引流管剪孔，

可在保证引流效果的前提下尽量减少引流管的个数，减少创伤，方便引流管护理，是对普通胆道外引流管的改良。双支架置入对肝门部 Bismuth-Corlett Ⅳ型胆管癌近期疗效可靠，根据左、右肝管分叉角度可采取不同的双支架置入术。

（高文峰　袁春旺　崔石昌）

参考文献

[1] 中国抗癌协会肿瘤介入学专业委员会 . 梗阻性黄疸经皮肝穿刺胆道引流及支架植入术专家共识（2018）[J]. 临床肝胆病杂志，2019，35（3）：504-508.

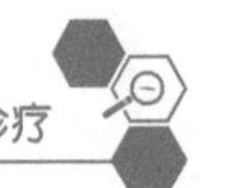

病例 19 胆总管下段癌致梗阻性黄疸胆道成形术

病历摘要

【基本信息】

患者，女，81 岁，主诉腹痛 3 周，纳差、尿黄 2 周。

现病史：患者于 3 周前无明显诱因出现阵发性腹痛，2 周前出现食欲下降，伴尿黄，于当地医院就诊，宫颈部突出物行病理诊断为宫颈癌。B 超显示胆囊增大，肝内、外胆管扩张，为进一步治疗来我院就诊。

既往史：体健。

【体格检查】

神志清，精神弱，皮肤、巩膜重度黄染，双肺呼吸音清，心率 64 次 / 分，心律齐，腹平软，无压痛、反跳痛，双下肢无水肿，移动性浊音阴性。

【辅助检查】

WBC 8.27×10^9/L，N% 76.4%。TBIL 492.0 μmol/L，DBIL 241.2 μmol/L。

增强 CT 示（图 19-1）：胆道低位梗阻，胆总管胰头段占位，肝内、外胆管扩张。

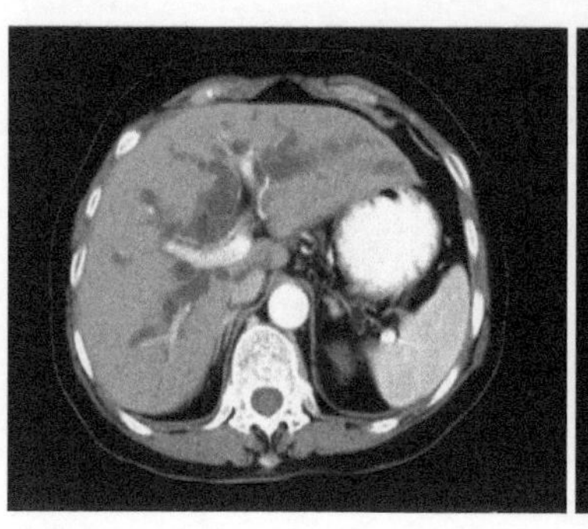
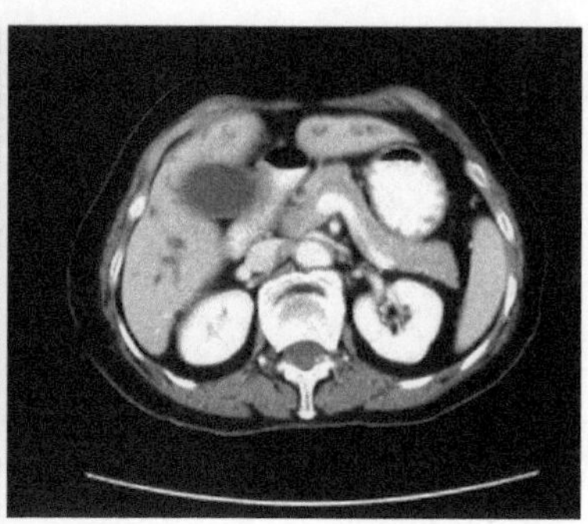

图 19-1 术前 CT

【诊断】

胆总管下段肿瘤，梗阻性黄疸。

【鉴别诊断】

（1）原发性硬化性胆管炎：在表现上可与胆管癌混淆。管周浸润型（PI 型）胆管癌可能产生跳跃性病变，与 PSC 表现中的多处狭窄非常相似。对于 PI 型胆管癌，病变通常局限于胆道系统的某一部分，但对于 PSC 患者，病变通常弥漫分布于整个胆道系统。影像检查可检测出肿块，组织活检可能对诊断提供帮助，但阳性的概率很小。

（2）原发性肝癌伴胆管癌栓：特别是原发病灶不明显的患者，与肝门部胆管癌，尤其是腔内生长型的，在影像上可能有一定的相似处，都可以表现为肝门部胆管梗阻，胆管腔内有充盈缺损。但实际上如果注意到患者有慢性肝炎、肝硬化的既往病史，实验室检查多伴有 AFP 升高、肝炎病毒学检查呈阳性，CT/MRI 可见脾大及肝硬化的其他表现。

（3）良性炎性肿瘤：也称为肝脏炎性假瘤、良性纤维化性疾病和肝门处假性恶性瘤等，肿块由慢性炎性细胞和纤维化组

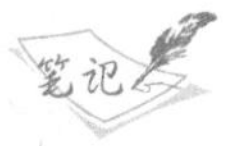

织构成。良性炎性肿瘤最常见于肝外上段胆管，肝内下段胆管少见。

【治疗】

患者为高龄、老年女性，同时患有宫颈癌，针对宫颈癌采取放射治疗；针对梗阻性黄疸选择姑息性引流退黄策略，行胆道引流及支架植入（图 19-2，图 19-3）。

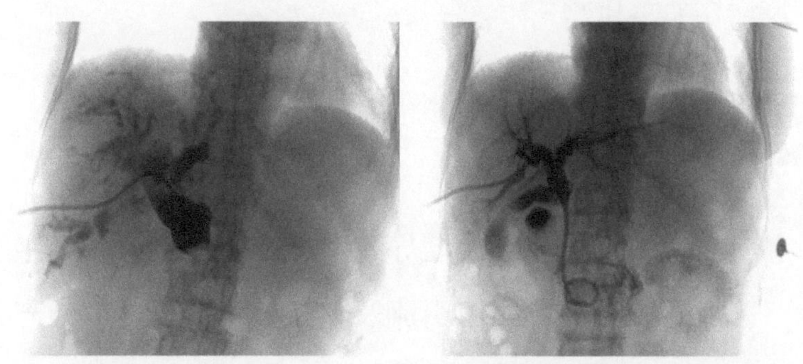

图 19-2　术中影像学检查

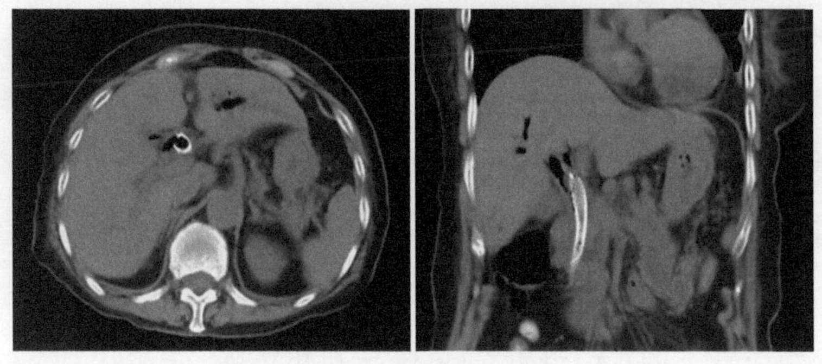

图 19-3　术后影像学检查

【随访】

术后 2 个月复查 WBC 5.39×10^9 /L，N% 46.6%，TBIL 35.9 μmol/L，DBIL 14.8 μmol/L。腹部平扫 CT 可见支架张开良好，肝内胆管内积气。

病例分析

患者为低位胆道梗阻，影像学诊断为胰头癌，无介入治疗禁忌证，可行经皮肝穿刺引流及支架植入。因患者为低位胆道梗阻，肝内胆管互相连通，故跨越十二指肠乳头的单支架即可解决梗阻问题，注意支架植入后，仍需暂时植入胆道内引流管以保持操作通道申通。

病例点评

患者为胆管下端恶性肿瘤导致的胆道低位梗阻，拒绝手术切除，采取经皮肝穿刺胆道引流及支架植入术，适应证充分，注意支架释放的位置要精确，远端不可留置十二指肠内过多（容易导致肠液逆流和感染），亦不可过少（支架回缩，无法扩张狭窄段）。

对无法通过手术治疗的恶性梗阻性黄疸患者，经皮经肝穿刺胆道引流术及支架植入术是缓解黄疸的有效手段。患者一般状态及肝功能恢复后二期植入胆道支架，在某些情况下也可一期植入胆道支架。支架植入后留置胆道引流管，可酌情开放或关闭引流管。留置引流管 7 ～ 10 天后可拔除。

一项研究评估了带膜胆道金属支架植入的安全性、有效性，其结果显示，中位生存时间可达 147 天，支架畅通时间达 101 天，6 个月及 12 个月畅通率分别为 30.3% 和 17.0%。患者的生存期、支架畅通时间与 Child-Pugh 分级相关，肝功能水平是影响支架植入后生存时间的重要因素。

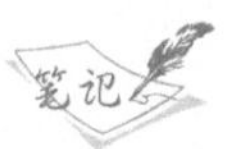

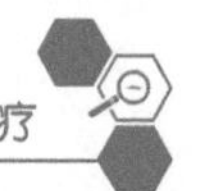

支架植入是否跨越胆道壶腹，如胆道肿瘤累及胆总管下段及壶腹，则支架跨越壶腹不可避免。一般而言，支架进入肠道的长度宜控制在 1.0 cm 以内，以避免支架远端对壶腹对侧十二指肠壁的刺激和损伤。如胆道肿瘤位于胆总管中段及以上，则支架应尽可能避免跨越壶腹，以保留壶腹的重要功能，此时支架下缘不应距壶腹过近，若二者间距小于 2.0 cm，则存在造成壶腹痉挛的可能。也有学者认为无论肿瘤是否累及胆总管下段及壶腹，植入支架时均应跨越壶腹，以便通畅引流并降低支架植入后胆管炎的发生率。

（高文峰　袁春旺　崔石昌）

参考文献

[1] YARMOHAMMADI H，COVEY A M. Percutaneous biliary interventions and complications in malignant bile duct obstruction[J]. Chin Clin Oncol，2016，5（5）：68.

[2] TSETIS D，KROKIDIS M，NEGRU D，et al. Malignant biliary obstruction：the current role of interventional radiology[J]. Ann Gastroenterol，2016，29（1）：33-36.

[3] 路绪龙，白旭明，程龙，等 . 不同金属胆道支架对恶性梗阻性黄疸疗效比较 [J]. 介入放射学杂志，2014，23（7）：606-610.

笔记

第四章 终末期肝病介入诊疗

病例 20　TIPS 治疗上消化道出血

病历摘要

【基本信息】

患者，男，乙肝病史 8 年，反复上消化道出血 3 月余。

现病史：43 个月前劳累后出现呕血，总量 400 mL。于北京某医院诊断为“乙肝肝硬化失代偿期、腹水、消化道出血”，后于我院给予降门脉压、抑酸、止血治疗，患者拒查胃镜，出血停止后出院。后反复多次发生上消化道出血入我院治疗，因

内科治疗效果不佳，经介入科、消化科会诊后分别建议行经颈内静脉肝内门体分流术（transiugular intrahepatic portosystomic shunt，TIPS）治疗及内镜下食管静脉曲张硬化剂治疗 / 套扎治疗。

既往史：体健。

【体格检查】

神志清，精神可。肝掌及蜘蛛痣阳性，贫血貌，巩膜无黄染，心肺无异常体征。腹饱满，无压痛及反跳痛，肝脾肋下可触及，Murphy 征阴性，移动性浊音阴性，双下肢无水肿。扑翼征阴性，双侧巴氏征阴性。

【辅助检查】

实验室检查：WBC 1.40×10^9/L，HGB 50 g/L，PLT 25×10^9/L。ALT 14.2 U/L，AST 23.4 U/L，TBIL 47.4 μmol/L，DBIL 17.6 μmol/L。HBV-DNA 5.42×10^2 IU/mL。

影像学检查：见图 20-1，图 20-2。

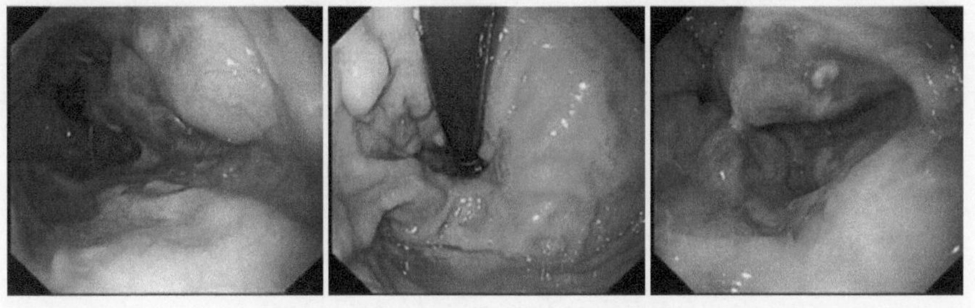

图 20-1　术前（2015-6-11）胃镜见食管静脉重度曲张，红色征阳性

笔记

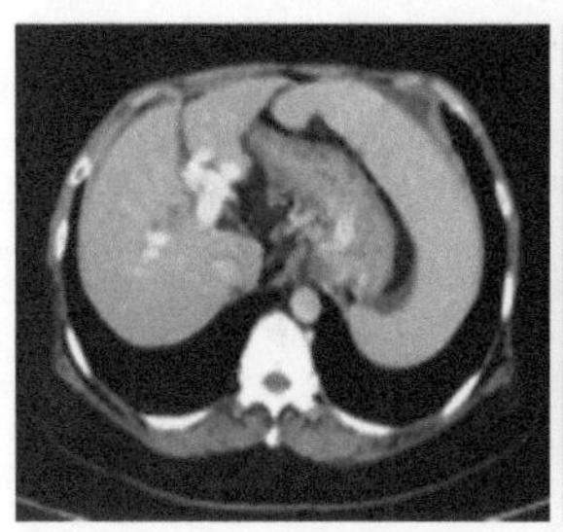
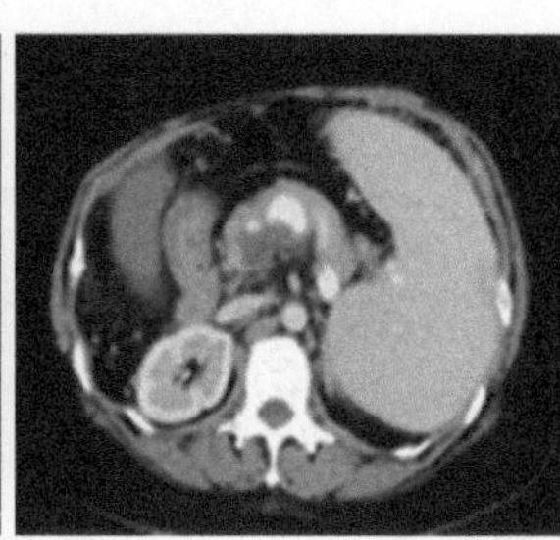
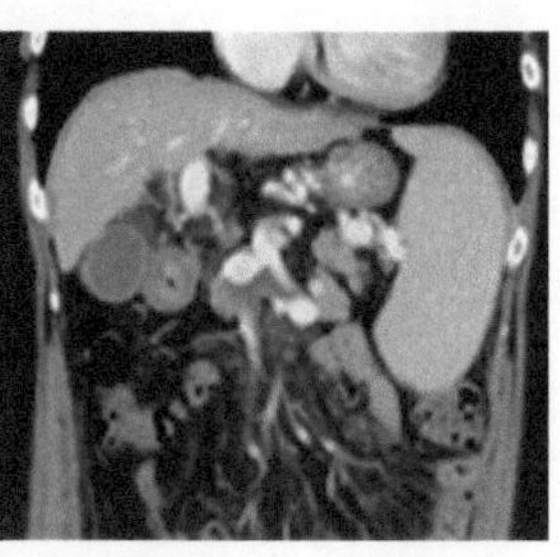

图 20-2 术前（2015-6-15）腹部 CT 见肝脏实质萎缩，肝裂增宽，门静脉血栓形成

【诊断】

乙型肝炎肝硬化失代偿期，食管静脉曲张（重度），门脉高压性胃病，门静脉栓子，脾功能亢进，胆囊炎，反流性食管炎（LA-A）。

【鉴别诊断】

（1）自身免疫性肝病：是一组由于自身免疫异常导致的肝脏疾病，突出特点是血清中存在自身抗体，包括原发性胆汁性肝硬化、自身免疫性肝炎、原发性硬化性胆管炎及其他自身免疫性肝脏受累等疾病。该患者有明确乙肝病史，且自身抗体化验阴性，可排除此诊断。

（2）酒精性肝病：是由于长期大量饮酒导致的肝脏疾病。初期通常表现为脂肪肝，进而可发展成酒精性肝炎、肝纤维化和肝硬化。此患者无酗酒史，故可除外此诊断。

（3）药物性肝损伤：是指由于各类处方及非处方的化学药物、生物制剂、传统中药等诱发的肝损伤。化验 ALT、ALP、GGT 和 TBIL 等指标的改变，且除外其他原因导致的肝脏疾病。根据该患者病史、临床表现可以除外。

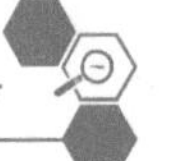

【治疗】

为预防再次出血，行 TIPS 治疗（图 20-3）。

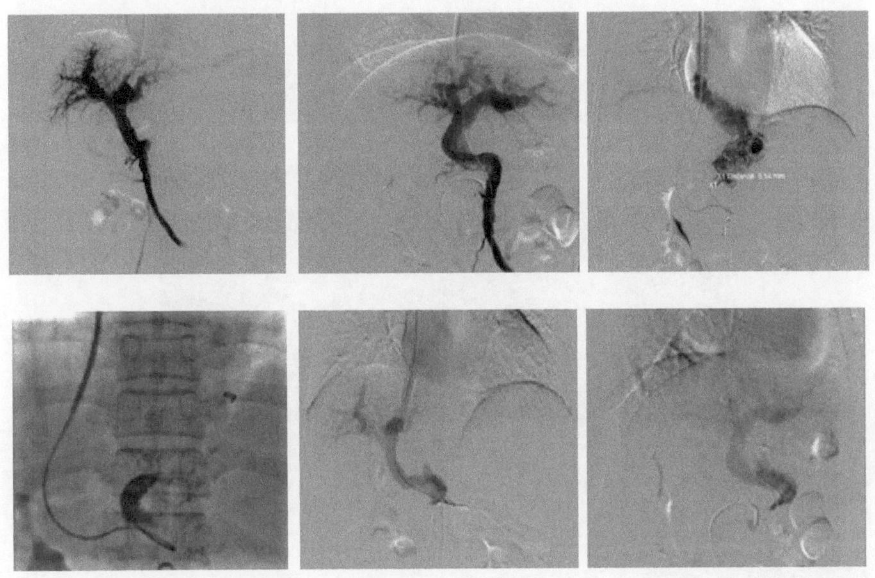

图 20-3　TIPS 治疗

手术方案：2015 年 6 月 17 日行 TIPS 治疗，穿刺门静脉左支成功后造影可见门静脉主干增粗，直径约 1.4 cm，可见胃冠状静脉显影。用弹簧圈栓塞胃冠状静脉后，于分流道内放置覆膜支架（8 mm×40 mm）1 枚、裸支架（8 mm×8 cm）2 枚。门静脉压力由 39 mmHg 降至 23 mmHg。

【随访】

术后每 3 个月门诊随访，每 12 个月住院行分流道造影，未再发生上消化道出血及肝性脑病。

腹部 CT（2018-12-24）（图 20-4）：可见门静脉直径变小，食管静脉曲张减轻，门静脉血栓消失。

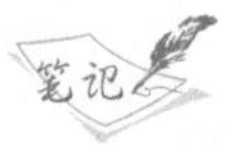

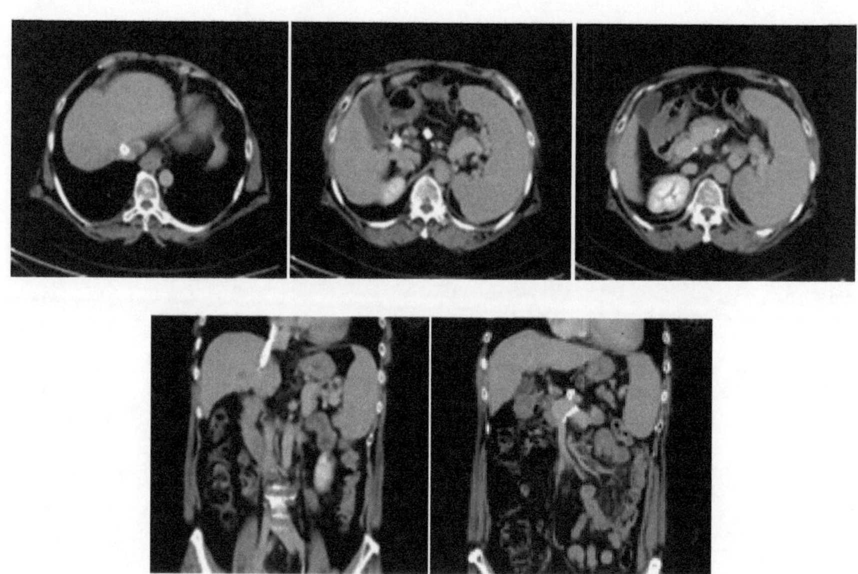

图 20-4　腹部 CT

病例分析

患者肝硬化诊断明确，为失代偿期，肝功能 Child-Pugh B 级。临床表现为反复食管静脉曲张破裂出血，经内科药物治疗及三腔二囊管压迫止血效果均不理想。CT 提示门静脉血栓形成，内镜下治疗预期效果不佳，且患者因经济原因无法行肝移植治疗。以上因素均决定最终选择 TIPS 治疗为首选方案。

病例点评

急性食管静脉曲张出血是肝硬化患者的致命性并发症之一，即使经过血管活性药物（特利加压素或生长抑素等）、内镜治疗和预防性抗生素治疗，仍然有 10% ～ 15% 急性食管静

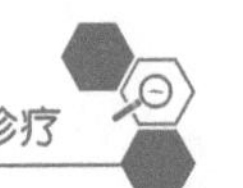

脉曲张患者存在持续性出血或早期复发出血。对于此类患者，可选择“挽救性”TIPS 治疗。此患者为反复出血，且出血量大，严重危及生命。TIPS 可有效降低门静脉压力，术中可同时栓塞曲张的食管静脉，有效预防再出血。

（朱　桐　王海燕　李建军）

参考文献

[1] 中华医学会放射学分会介入学组 . 经颈静脉肝内门体分流术专家共识 [J]. 中华放射学杂志，2017，51（5）：324-333.

[2] 中华医学会肝病学分会，中华医学会消化病学分会，中华医学会内镜学分会 . 肝硬化门静脉高压食管胃静脉曲张出血的防治指南 [J]. 临床肝胆病杂志，2016，32（2）：203-219.

[3] GARCIA-TSAO G，ABRALDES J G，BERZIGOTTI A，et al. Portal hypertensive bleeding in cirrhosis：risk stratification，diagnosis，and management：2016 practice guidance by the american Association for the study of liver diseases [J]. Hepatology，2017，65（1）：310-335.

[4] GARCIA-TSAO G，BOSCH J. Management of varices and variceal hemorrhage in cirrhosis [J]. N Engl J Med，2010，362（9）：823-832.

[5] DE FRANCHIS R. Expanding consensus in portal hypertension：report of the baveno vi consensus workshop：stratifying risk and individualizing care for portal hypertension [J]. J Hepatol，2015，63（3）：743-752.

[6] GARCIA-TSAO G，SANYAL A J，GRACE N D，et al. Prevention and management of gastroesophageal varices and variceal hemorrhage in cirrhosis [J]. Am J Gastroenter，2007，102（9）：2086-2102.

[7] VANGELI M，PATCH D，BURROUGHS A K. Salvage tips for uncontrolled variceal bleeding [J]. J Hepatol，2002，37（5）：703-704.

病例 21　脾动脉栓塞术治疗脾功能亢进

病历摘要

【基本信息】

患者，女，38 岁，肝移植术后 7 年，呕血 2 小时入院。

现病史：8 年前体检发现乙肝表面抗原阳性，未给予特殊治疗。7 年前无明显诱因出现呕血、黑便，于我院就诊，诊断为肝硬化失代偿期、上消化道出血。给予输血、补液、降门脉压、抑酸等治疗后出血停止，并于我院行肝移植术，术后患者定期复查。后因出现呕血，量不详，无意识障碍，来我院进一步治疗。患者自发病以来，精神差，食欲睡眠欠佳，体重无明显变化。

既往史：体健。

【体格检查】

体温 36.5 ℃，心率 90 次 / 分，血压 102/60 mmHg，呼吸 20 次 / 分。神志清，精神弱，贫血貌，皮肤、巩膜不黄。双肺呼吸音清，心律齐。腹部软，无压痛、反跳痛，脾脏肋下 2 cm，肝肋下未触及。移动性浊音阴性，双下肢无水肿。

【辅助检查】

实验室检查：WBC 1.59×10^9/L，PLT 73×10^9/L，HGB 82 g/L。PT 15.2 s，PTA 62%。TBIL 19.8 μmol/L，ALB 31.5 g/L。

影像学检查：见图 21-1。

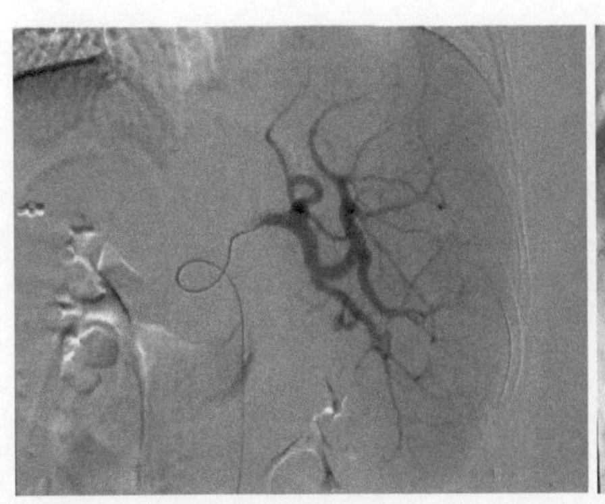
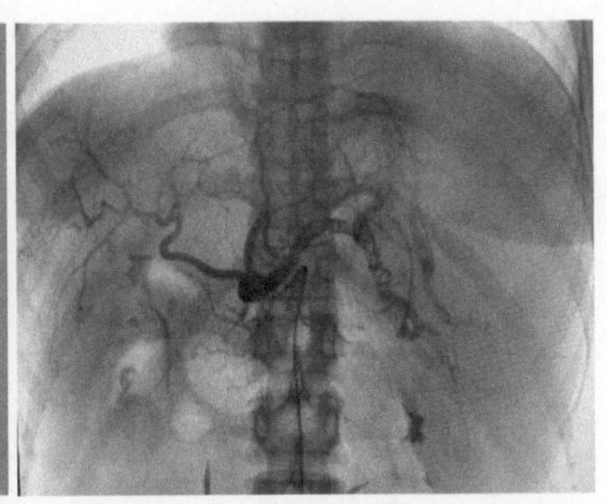

图 21-1　脾动脉栓塞术（2018-3-20）：脾动脉主干脾门处给予弹簧栓子栓塞

【诊断】

消化道出血原因待查，肝移植术后，门脉高压，脾功能亢进。

【鉴别诊断】

（1）食管胃底静脉曲张破裂出血：患者肝移植术后，门静脉吻合口狭窄，腹部增强 CT 示食管胃底曲张、血管迂曲成团，考虑门脉高压致食管胃底静脉曲张破裂出血可能。

（2）胃溃疡出血：一般有腹痛病史，既往可有反酸、嗳气等病史，但是不能排除此可能，可行胃镜进一步明确。

（3）急性胃黏膜糜烂出血：患者呕血前无危重症及其他应激因素，暂不考虑此可能。

（4）下消化道出血：多以黑便为主，呕血少见，此可能小。

【治疗】

入院后给予门脉降压、止血、抑酸、补液治疗。急查全血细胞分析：WBC 1.82×10^9/L，PLT 69×10^9/L，HGB 77 g/L。凝血功能：PT 16.5 s，PTA 55%。肝功能：TBIL 23.2 μmol/L，

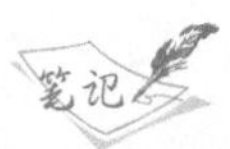

ALB 34.7 g/L。内科治疗效果欠佳，间断呕血 800 mL，输注悬浮红细胞、血浆，纠正贫血、凝血功能，行急诊胃镜检查：食管静脉全程曲张，红色征（+），食管下段 6 点方向可见活动出血，于近贲门口食管 6 点、12 点及 9 点方向注入鱼肝油后活动出血停止。

为了避免患者近期再次出血，经院内协商，给予脾动脉栓塞术，以减少脾静脉回流血量，降低门脉压力。为了减少脾栓塞的并发症出现，在手术方式上选择了脾动脉主干栓塞，栓塞材料选择弹簧栓子。

【随访】

随访 1 年，患者未再出现消化道出血。

病例分析

正常脾静脉血流量只占门静脉血流量的 20% 左右，而出现门脉高压症时，这一比率明显升高，可达 70% 以上，脾静脉血回流量的增加是造成门脉高压因素之一。通过阻断脾动脉血流，减少脾静脉血回流量，可以降低门脉压力，实现类似外科脾脏切除的临床效果。研究显示，内镜联合脾动脉栓塞相较于单纯内镜治疗，不但能减少内镜治疗次数，而且能降低患者再出血的发生率。

脾动脉栓塞常见的栓塞材料包括明胶海绵、聚乙烯醇颗粒、弹簧栓子等。相较其他栓塞材料，弹簧栓子栓塞脾动脉的术后疼痛及不良事件的发生率更低，但是效果持续的时间相对要短一些。

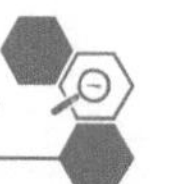

在术式的选择上，脾动脉主干的栓塞相对于部分脾动脉栓塞治疗来说，能够暂时降低门脉压力，降低食管胃底静脉曲张破裂出血的发生概率，达到与外科脾动脉结扎同样的临床效果；同时脾脏大面积坏死发生的概率较低，但是效果持续时间较短。部分中心采用脾动脉栓塞联合脾动脉主干栓塞的治疗方式，在降低门脉压力的同时，效果持续时间能更长一些。

病例点评

食管静脉曲张破裂出血为肝硬化门静脉高压的严重并发症之一，病死率高。其治疗方法包括内科药物治疗，如非选择性β受体阻滞剂或生长抑素，以及内镜下硬化或套扎治疗、外科分流加断流术、肝移植及经颈静脉肝内门体静脉分流术、脾动脉栓塞术等外科治疗。脾动脉栓塞术是通过阻断部分脾动脉血流，减少脾静脉血回流量，从而达到降低门脉压力的目的。

该病例利用弹簧栓子栓塞脾动脉主干，不仅可部分降低门静脉压力，而且术后疼痛及不良反应低，短期内可有效地预防食管静脉曲张破裂出血；但脾动脉主干栓塞后，随着时间的进展，侧支循环会逐渐形成，脾静脉血液回流又会逐渐增加，门静脉压力也自然会逐渐再次升高，因此其远期疗效欠佳。

（生守鹏　王海燕　李建军）

参考文献

[1] XU R Y, LIU B, LIN N. Therapeutic effects of endoscopic variceal ligation combined with partial splenic embolization for portal hypertension[J]. World J

Gastroenterol，2004，10（7）：1072-1074.

[2] GUAN Y S，HU Y. Clinical application of partial splenic embolization[J]. Scientific World Journal，2014，2014：961345.

[3] IRIE T. New embolization microcoil consisting of firm and flexible segments：preliminary clinical experience[J]. Cardiovasc Intervent Radiol，2006，29（6）：986–990.

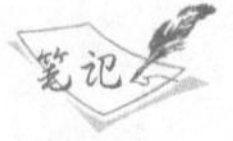

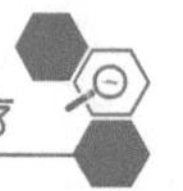

病例 22　肝静脉成形术治疗布加综合征——肝静脉型

病历摘要

【基本信息】

患者，女，呕血 1 月余。

现病史：1 个月前无明显诱因出现呕血，暗红色，总量约 1000 mL。外院查胃镜示食管胃底静脉曲张。腹部超声示肝脏形态不规则、脾大、腹水少量；左肝静脉显示不清，肝中、肝右静脉开口异常。考虑布加综合征，为行介入治疗来我院。

既往史：8 年前有过敏性紫癜病史。否认高血压、糖尿病、心脏病。否认输血史及药物过敏史。否认长期药物使用史。

【体格检查】

神志清，精神可。皮肤、巩膜不黄。肝掌阳性，未见蜘蛛痣。心肺无异常。腹部软，腹壁未见曲张静脉，移动性浊音。

双下肢无水肿。

【辅助检查】

实验室检查：WBC 1.72×10^9/L，PLT 125×10^9/L，HGB 79 g/L。PT 14.7 s，PTA 65%。TBIL 27.3 μmol/L，ALB 38.9 g/L。HBsAg 阴性。

影像学检查：见图 22-1。

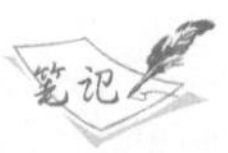

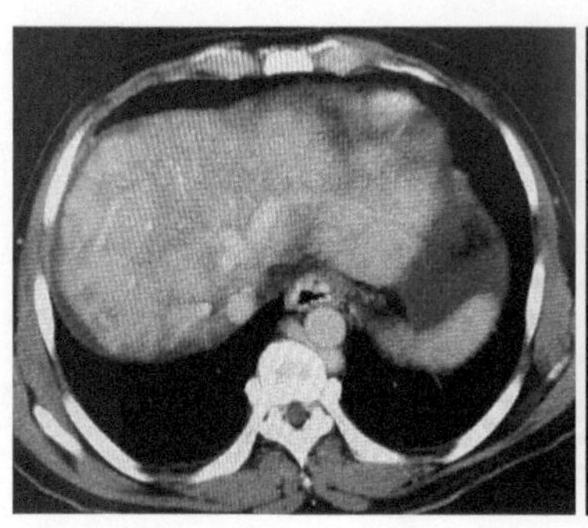
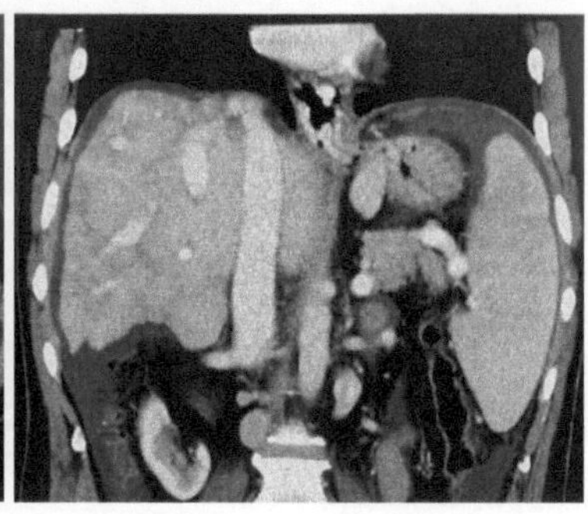

肝脏淤血改变，肝静脉右支－下腔静脉汇合处狭窄，脊柱旁侧支循环形成。

图 22-1 术前腹部增强 CT（2019-2-19）

【诊断】

上消化道出血；肝硬化失代偿期，门脉高压，食管胃底静脉曲张；脾功能亢进；布加综合征，肝静脉型。

【鉴别诊断】

（1）布加综合征（参见病例分析）。

（2）肝炎肝硬化：患者乙肝表面抗原、丙肝抗体均为阴性，暂时不考虑。

（3）自身免疫性肝病：患者为中年女性，不除外此可能性。

（4）药物性肝炎：患者无长期大量饮酒史，不考虑此诊断。

【治疗】

行下腔、肝静脉造影，行肝静脉成形术（图 22-2）。

【随访】

患者未再呕血，复查胃镜，食管静脉曲张明显改善。

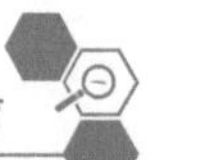

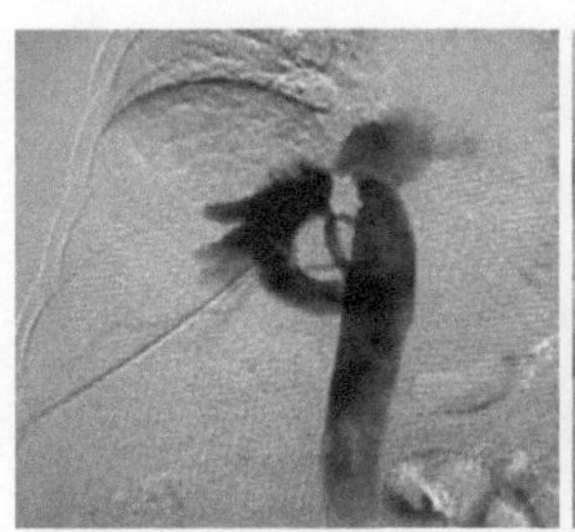
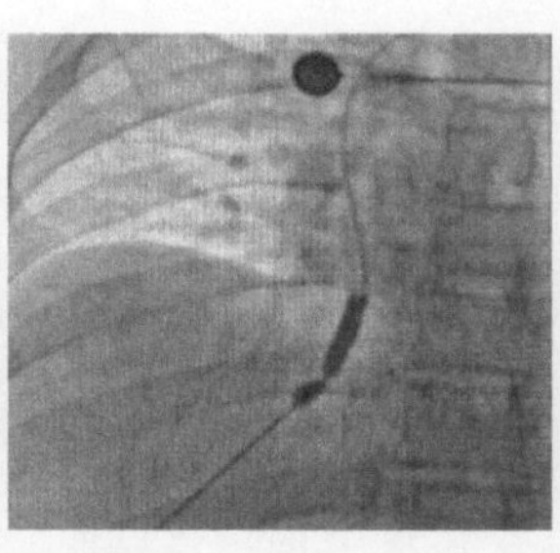
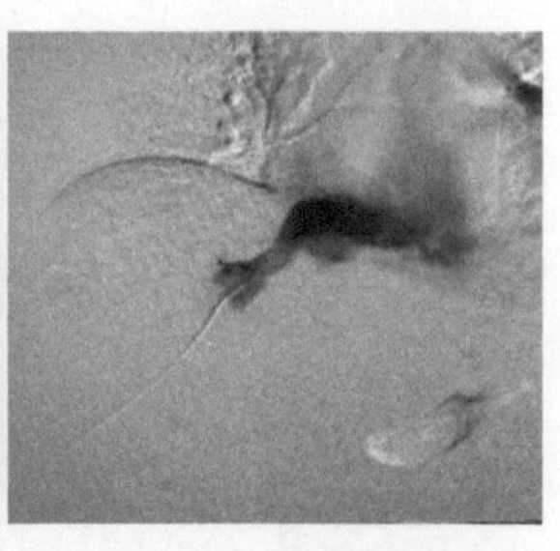

图 22-2 肝静脉 - 下腔静脉狭窄段球囊扩张术（2019-3-14）：术后狭窄明显改善

病例分析

布加综合征的最初定义为由肝静脉阻塞导致的肝静脉回流障碍、肝脏淤血而产生的门静脉高压临床综合征，广义定义为肝静脉和（或）其开口以上的下腔静脉阻塞所导致的门静脉和（或）下腔静脉高压临床综合征。

布加综合征分型：目前比较公认的分型为肝静脉阻塞型、下腔静脉阻塞型和混合型 3 种类型。本例患者是典型的肝静脉阻塞型布加综合征。肝静脉阻塞的临床表现主要为腹胀、腹痛、黄疸、肝脾大、顽固性腹水、脾功能亢进、消化道出血等门静脉高压的症状和体征。

肝静脉开口处阻塞可以通过球囊扩张与血管内支架植入而实现再通，肝静脉阻塞合并副肝静脉阻塞者，开通副肝静脉具有和开通肝静脉同等的价值与临床效果。肝静脉扩张使用的球囊直径应＞ 12 mm（小儿选用直径＞ 10 mm 球囊），多支肝静脉闭塞时，推荐尽可能对多处阻塞部位进行扩张，即肝静脉和副肝静脉均发生阻塞时，推荐对肝静脉和副肝静脉同时进行扩张。肝静脉细小而副肝静脉粗大且通畅时，不推荐行肝静脉开通。

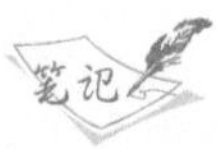

本例患者为肝静脉狭窄，在临床中还可以看到肝静脉闭塞的患者，此类患者需要穿刺开通。穿刺途径：推荐首选经颈静脉穿刺肝静脉，在经颈静脉穿刺肝静脉失败时，推荐在超声引导下行经皮经肝穿刺肝静脉，以提高穿刺的准确性和成功率。

球囊扩张后肝静脉压力下降不理想，或扩张通道弹性回缩＞ 50% 者，推荐行肝静脉内植入支架术。肝静脉支架近心端伸入下腔静脉内 1 cm 左右为宜。

术后处理主要是抗凝治疗，推荐口服华法林，INR 控制在 1.5 ～ 3.0 为宜，时间 1 年以上。

病例点评

布加综合征是由各种原因所致肝静脉和其开口以上的下腔静脉阻塞性病变引起的以常伴有下腔静脉高压为特点的一种肝后型门脉高压症，分为肝静脉阻塞型、下腔静脉阻塞型和混合型 3 种类型。随着介入治疗技术的不断进步和临床应用，布加综合征的介入治疗目前已发展为首选治疗方法。本患者为肝静脉阻塞型，通过球囊扩张开通肝静脉血流后，侧支循环消失，症状逐渐缓解，取得了非常好的临床效果。

（生守鹏　王海燕　李建军）

参考文献

[1] 中华医学会放射学分会介入学组 . 布加综合征介入诊疗规范的专家共识 [J]. 中华放射学杂志，2010，44（4）：345-349.

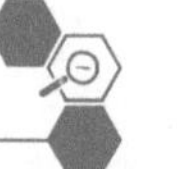

病例 23　下腔静脉支架后行 TIPS 治疗肝小静脉闭塞综合征

病历摘要

【基本信息】

患者，男，25 岁，间断腹胀 6 个月，加重 1 个月。

现病史：患者于 6 个月前无诱因出现腹胀。无皮肤瘙痒、灰白便，无厌油腻，乏力明显，无发热。于当地医院检查，考虑肠胀气，给予消胀片等药物治疗，效果差。后行超声检查，提示大量腹水，随后住院治疗，间断给予腹腔引流。1 个月前自觉腹胀加重，就诊于上海某医院，行腹部 MRI 检查，考虑肝窦阻塞综合征，给予抗凝、利尿等治疗，但效果欠佳，2018 年 8 月 15 日为进一步治疗来我院就诊。

既往史：体健。无肝炎病史及接触史。无酗酒史，有服用含“土三七”成分中药史。

【体格检查】

神志清，精神可。肝掌及蜘蛛痣阴性，贫血貌，巩膜无黄染，心肺无异常体征。腹部膨隆，无压痛及反跳痛，肝脾肋下无法触及，Murphy 征阴性，移动性浊音阳性，双下肢轻度可凹性水肿。扑翼征阴性。

3. 辅助检查

WBC 7.38×10^9/L，HGB 144 g/L，PLT 121×10^9/L。ALT

23.1 U/L，AST 43.9 U/L，TBIL 48.1 μmol/L，DBIL 33.0 μmol/L。PTA 93%，PT 22.0 s，PTA 39%，INR 1.92。乙肝及丙肝病毒学指标均为阴性。

术前腹部 CT（2018-8-16）（图 23-1）：肝脏体积增大，密度不均匀；尾状叶增大，肝静脉显影不清；肝段下腔静脉狭窄；门静脉无明显增粗。

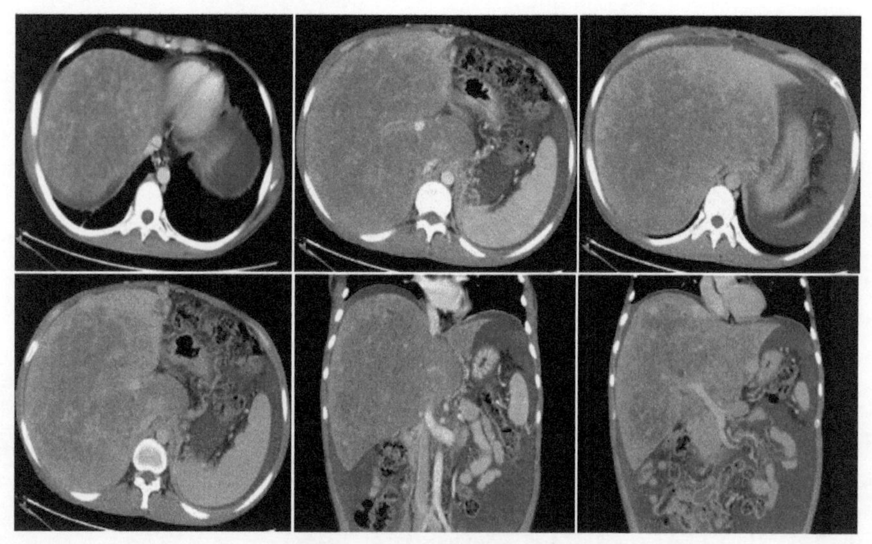

图 23-1　术前腹部 CT

【诊断】

肝窦阻塞综合征，食管静脉曲张（重度），门脉高压性胃病，腹水，低蛋白血症，高氨血症，十二指肠球炎，慢性胆囊炎。

【鉴别诊断】

（1）布加综合征：是由各种原因导致的肝静脉及肝后段下腔静脉阻塞，主要表现为肝区疼痛、肝大、黄疸、顽固性腹水和（或）双下肢水肿。影像检查可见下腔静脉近心端和（或）

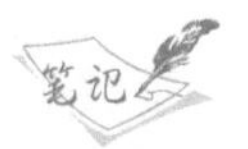

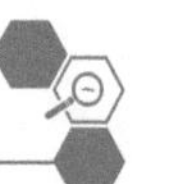

肝静脉有狭窄或闭塞，常伴有尾状叶肿大、肝静脉间交通支形成、第三肝门开放等特征性表现。根据患者服药史及影像检查结果可以排除。

（2）肝炎肝硬化：患者乙肝表面抗原、丙肝抗体均为阴性，无明确病毒性肝炎病史基础，可除外此诊断。

（3）自身免疫性肝病：是一组由于自身免疫异常导致的肝脏疾病，突出特点是血清中存在自身抗体，包括原发性胆汁性肝硬化、自身免疫性肝炎、原发性硬化性胆管炎及其他自身免疫性肝脏受累等疾病。该患者有明确乙肝病史，且自身抗体化验阴性，可排除此诊断。

（4）酒精性肝病：是由于长期大量饮酒导致的肝脏疾病。初期通常表现为脂肪肝，进而可发展成酒精性肝炎、肝纤维化和肝硬化。此患者无酗酒史，故可除外此诊断。

【治疗】

患者为难治性腹水，内科治疗效果差。下腔静脉肝段明显狭窄，手术方案为先放置下腔静脉支架后行 TIPS 治疗。（图 23-2）

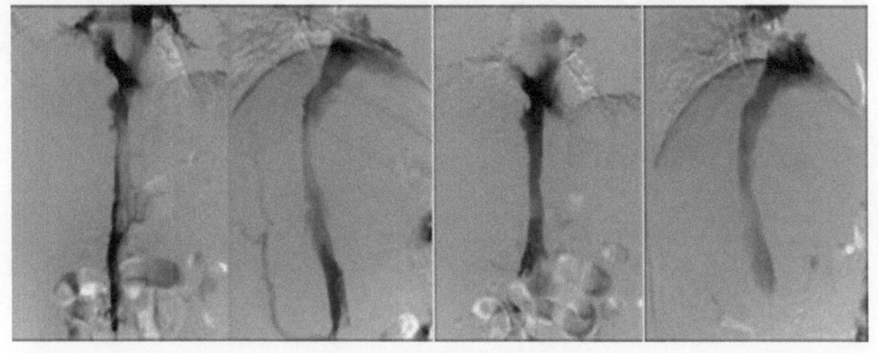

图 23-2 下腔静脉肝段狭窄

2018 年 8 月 24 日行下腔静脉支架置入（25 mm × 75 mm）：可见下腔静脉上段狭窄及侧支循环形成（图 23-3）。术前下腔静脉与右心房压差为 14 mmHg，术后降至 9 mmHg。

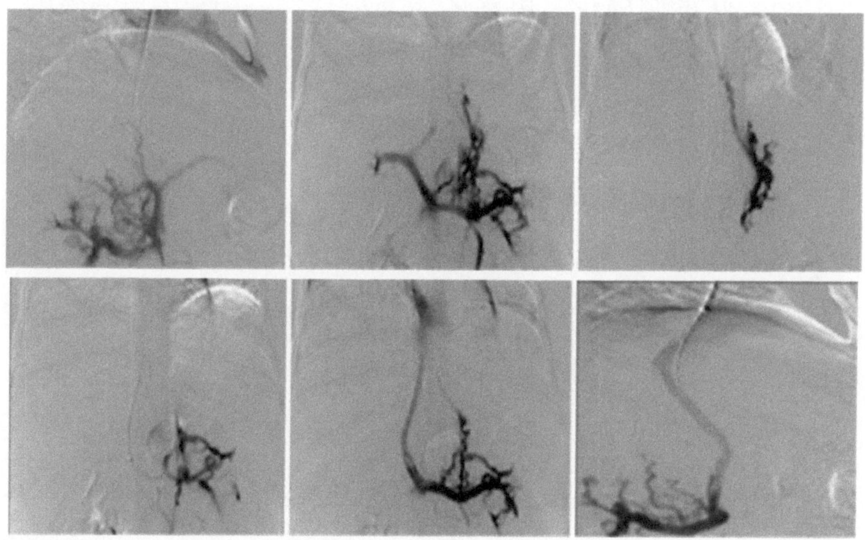

图 23-3　下腔静脉支架置入

2018 年 9 月 3 日行 TIPS 治疗（图 23-4）：穿刺门静脉左支成功后，放置 Viatorr 支架（8 mm × 80 mm，1 枚），术后门静脉压力由 30 mmHg 降至 18 mmHg。

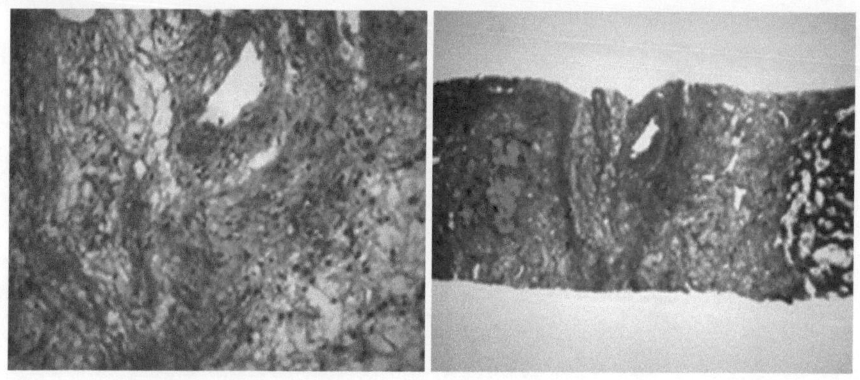

图 23-4　TIPS 治疗

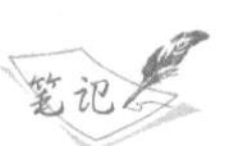

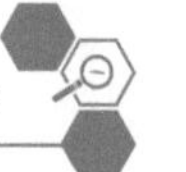

术中经颈静脉取活检，病例结果为肝窦阻塞综合征。

【随访】

术后每 3 个月门诊复查。

术后复查 CT（2019-6-18）：可见肝脏体积较前缩小，密度不均，治疗效果明显改善（图 23-5）。

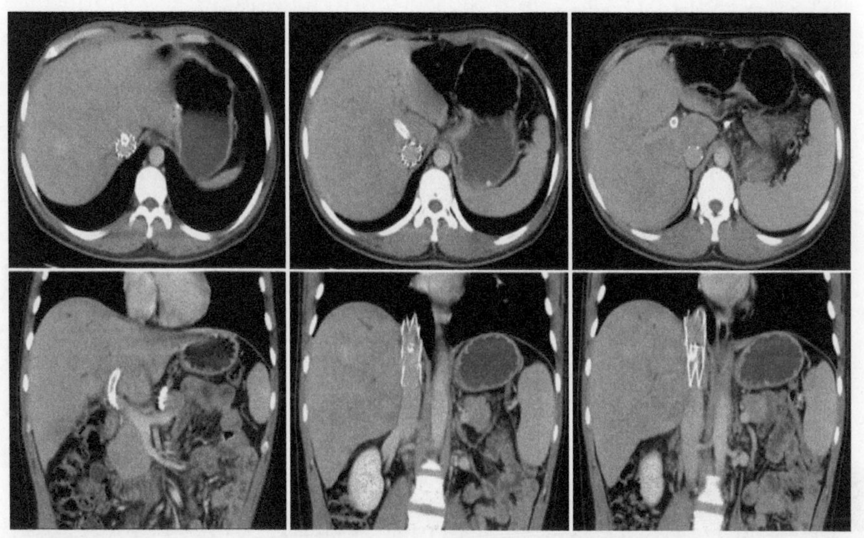

图 23-5 术后复查 CT

病例分析

患者既往无肝炎病史，CT 表现包括：①肝脏弥漫性增大，肝实质密度不均匀降低；②静脉期和平衡期肝实质呈“花斑样”改变；③肝静脉显示不清，下腔静脉肝段受压变细，符合肝窦阻塞综合征诊断标准。临床以难治性腹水为主要表现，且内科药物治疗效果较差，适合行下腔静脉支架植入联合 TIPS 治疗。

病例点评

肝窦阻塞综合征（hepatic sinusoidal obstruction syndrome，HSOS），又称肝小静脉闭塞病，是由各种原因导致的肝血窦、肝小静脉和小叶间静脉内皮细胞水肿、坏死、脱落进而形成微血栓，引起肝内淤血、肝功能损伤和门静脉高压的一种肝脏血管性疾病。欧美国家的 HSOS 主要病因是骨髓造血干细胞移植预处理，而我国的病因以服用含吡咯生物碱的植物居多，其中以“土三七”（或称“菊三七”）最多。我国学者的回顾性研究表明，TIPS 对于内科治疗无效的吡咯生物碱植物所致肝窦阻塞综合征患者能够明显改善腹水及门静脉高压，提高救治成功率。

此患者有服用含“土三七”成分中药史，并行肝穿活检证实为 HSOS。此病为窦性门静脉高压，经 TIPS 治疗后有效降低门静脉压力，从而使腹水得以快速吸收，证实了 TIPS 治疗在 HSOS 中的治疗价值。

（朱　桐　王海燕　李建军）

参考文献

[1] 中华医学会消化病学分会肝胆疾病协作组．吡咯生物碱相关肝窦阻塞综合征诊断和治疗专家共识意见（2017 年，南京）[J]. 中华消化杂志，2017，37（8）：513-522.

[2] 中华医学会放射学分会介入学组．经颈静脉肝内门体分流术专家共识 [J]. 中华放射学杂志，2017，51（5）：324-333.

[3] LIN G，WANG J Y，LI N，et al. Hepatic sinusoidal obstruction syndrome associated with consumption of Gynura segetum[J]. J Hepatol，2011，54（4）：

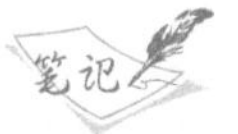

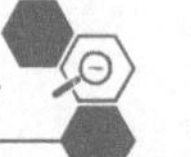

666-673.

[4] 王轶，张峰，张明，等. 经颈静脉肝内门腔静脉分流术治疗误服土三七后肝小静脉闭塞所致顽固性腹水的疗效 [J]. 世界华人消化杂志，2015，26：4261-4265.

[5] ZHUGE Y Z，WANG Y，ZHANG F，et al. Clinical characteristics and treatment of pyrrolizidine alkaloid-related hepatic vein occlusive disease[J]. Liver Int，2018，38（10）：1867-1874.

第五章 其他恶性肿瘤介入治疗

病例 24　微波消融术治疗肺及纵隔巨大神经内分泌肿瘤

病历摘要

【基本信息】

患者，男，70 岁，主因“间断咳嗽、咳痰 1 年余，发现肺内占位 1 月余”入院。

现病史：1 年前无明显诱因出现间断性咳嗽伴咳痰，痰为白色黏稠痰，不易咳出，夜间左侧卧位时咳嗽加重。无

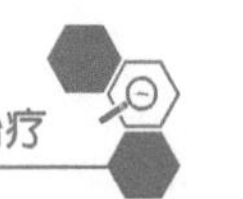

发热、咯血、胸痛等表现。曾自行服用中成药治疗（具体不详），效果不佳。1 个月前于部队某医院就诊，行胸片提示右中下肺团片影、左肺旁结节影，建议行胸部 CT 进一步检查。后转至北京某医院就诊，行胸部平扫 CT 提示双肺多发结节及肿物，纵隔多发结节及肿物，建议进一步行增强 CT 检查。9 天前于我院门诊就诊，完善胸部增强 CT 提示双肺及后纵隔多发结节及肿物，转移瘤不除外，其中右肺肿物大小为 120 mm × 80 mm，纵隔肿物大小为 130 mm × 64 mm。为进一步诊治收入院。

既往史：高血压史 10 年余，最高至 140/90 mmHg，规律口服降压药治疗。17 年前因腮腺肿瘤行切除术治疗。

【体格检查】

体温 36.5 ℃，脉搏 80 次 / 分，神志清，精神可，浅表淋巴结未触及肿大，心音有力，心律不齐，各瓣膜听诊区未闻及病理性杂音，左肺呼吸音清，右肺呼吸音低，未闻及干、湿性啰音，腹软，无压痛及反跳痛，肝脾肋下未触及，移动性浊音阴性，双下肢无水肿，神经系统查体无异常。

【辅助检查】

实验室检查：WBC 5.02×10^9/L，HGB 143 g/L，PLT 196×10^9/L。ALT 28.5 U/L，AST 44.8 U/L，TBIL 14.7 μmol/L，DBIL 5.3 μmol/L。PTA 93%，PT 11.7 s。

影像学检查：见图 24-1。

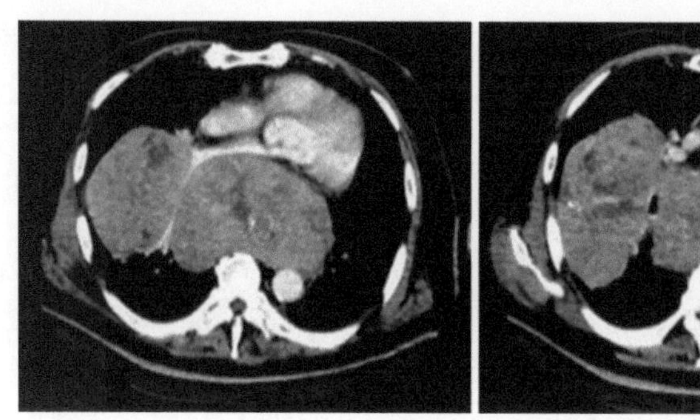
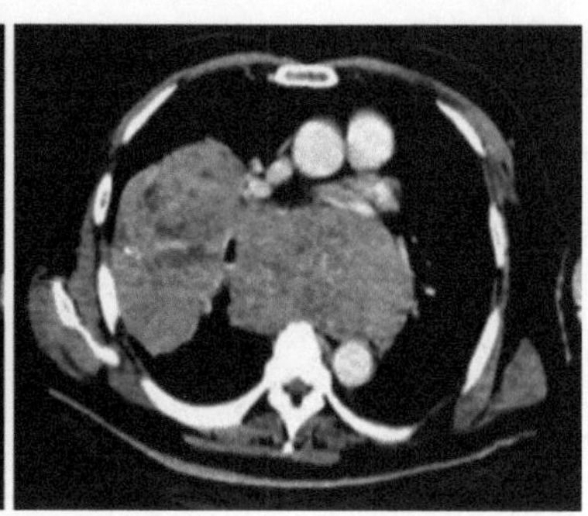

图 24-1　术前 CT

【诊断】

肺及纵隔占位性质待查；肺炎；高血压 1 级，高危；肝囊肿；肾囊肿；肾结石。

【鉴别诊断】

（1）支气管肺癌：起源于黏膜或腺体，常有区域性淋巴结转移和血行播散，早期常有刺激性咳嗽、痰中带血等呼吸道症状，病情进展速度与细胞生物特性有关。肺癌的临床表现与其部位、大小、类型、发展的阶段、有无并发症或转移有密切关系。按细胞分化程度和形态特征分为鳞状上皮细胞癌、小细胞未分化癌、大细胞未分化癌和腺癌。

（2）肺神经纤维瘤：该病多见于中青年女性，大多无明显临床症状，常于体检时发现，发现时病灶多较大，巨大者可引起压迫症状，如胸痛、胸闷及呼吸困难。一般认为肺内神经纤维瘤起源于支气管树的自主神经纤维，属间质起源。

（3）肺炎性假瘤：患者以青壮年多见，一般发病年龄为 30 ～ 40 岁，女性多于男性。1/3 患者没有临床症状，仅偶然在 X 线检查时发现，2/3 患者有慢性支气管炎、肺炎、肺化脓症的病史，以及相应的临床症状，如咳嗽、咳痰、低热，部分

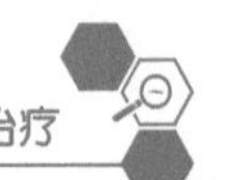

患者还有胸痛、血痰，甚至咯血，但咯血量一般较少。炎性假瘤的 3 个转归：吸收消散、相对稳定不变、缓慢增长。

【治疗】

入院后完善检查，包括化验检查、心电图、心脏超声、肺功能等，评估心肺功能基本正常，考虑择期可行肺及纵隔占位消融治疗。因肿瘤巨大，考虑分次消融治疗。治疗过程如下。

（1）第一次消融（图 24-2）：2018 年 6 月 4 日行右肺内占位活检及微波消融治疗（术后病理诊断结果回报肺神经内分泌癌）。术后予以抗感染、止咳、化痰等对症治疗。术后 3 天患者诉夜间睡眠差，不能平卧，夜间咳嗽、咳痰加重，间断咳出黏痰，痰中偶带血，复查胸部 CT（图 24-3）提示右侧胸腔积液、阻塞性肺炎，遂予以胸腔引流术治疗，前后共引流出 1000 mL 深红色液体，引流完毕后患者咳喘及无法平卧症状均明显缓解。

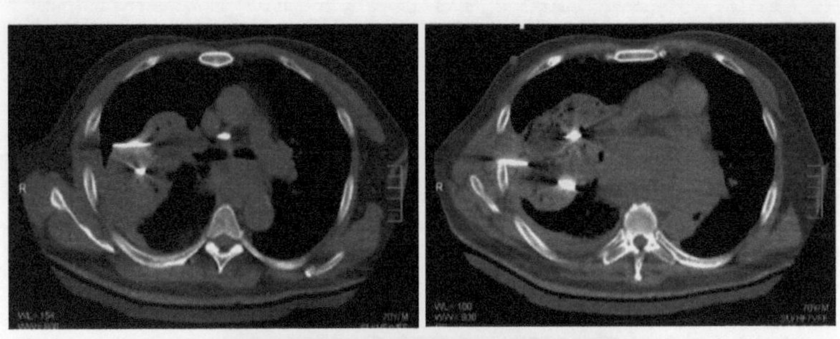

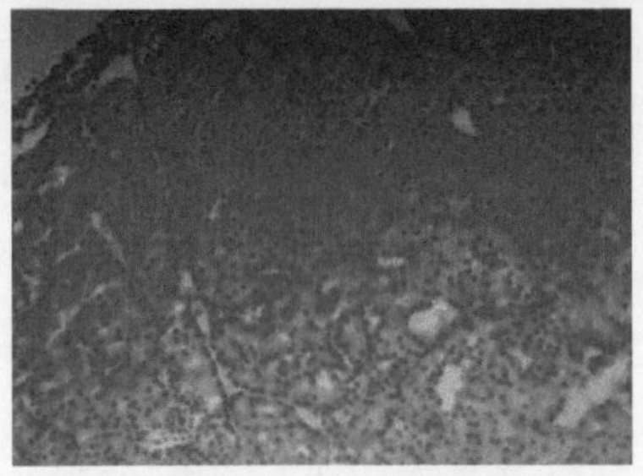

图 24-2　右肺肿瘤消融布针情况及病理（2018-6-4）

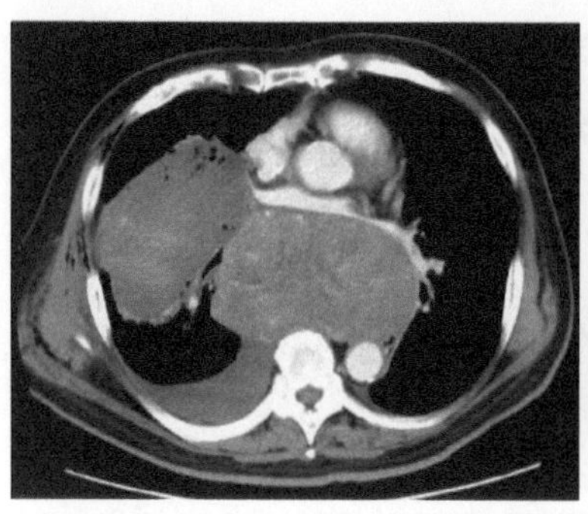
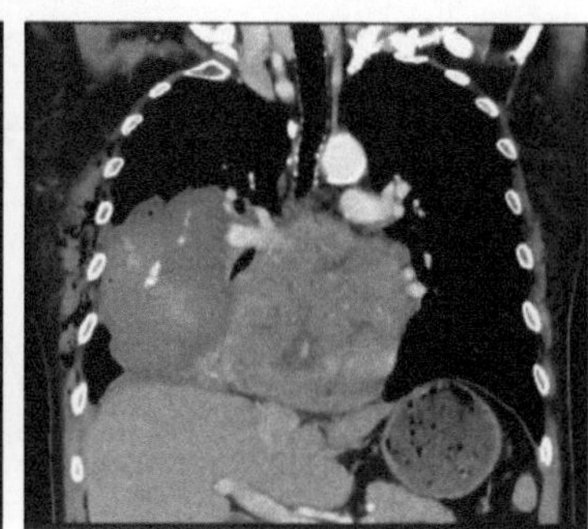

图 24-3 术后胸部增强 CT（2018-6-5）

（2）第二次消融（图 24-4）：2018 年 6 月 11 日行纵隔肿物微波消融术治疗。术后当天自觉胸闷、憋喘症状缓解，但 3 天后上述症状再次加重，考虑与术后胸腔感染、消融区炎性坏死、水肿有关，予以加强抗感染、营养支持治疗。复查 CT 见图 24-5。

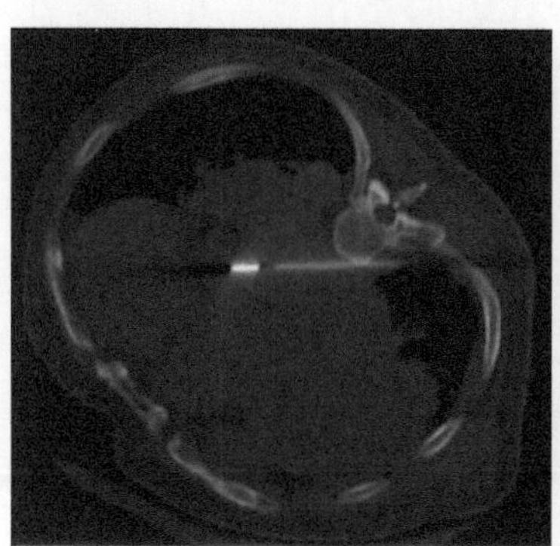
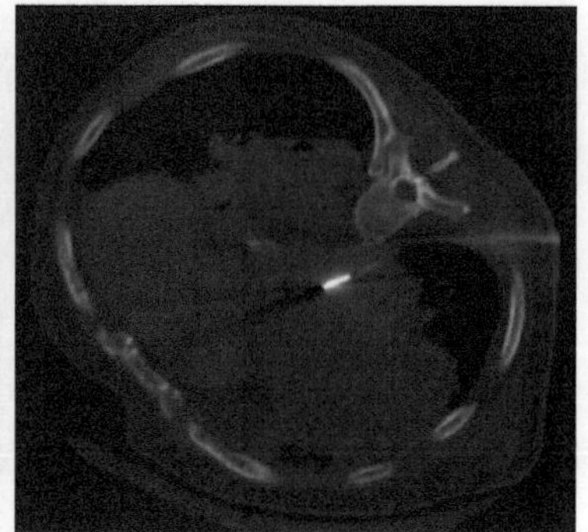

图 24-4 纵隔肿瘤消融（2018-6-11）

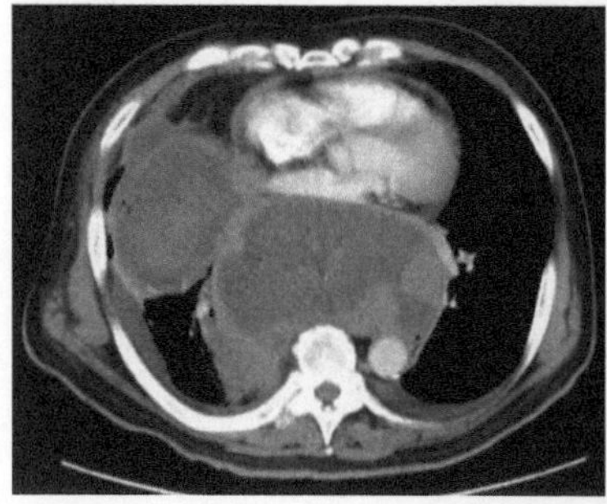
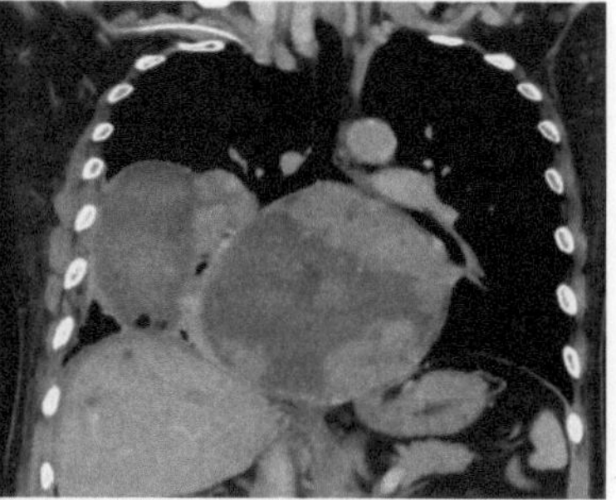

图 24-5 胸部增强 CT（2018-6-22）

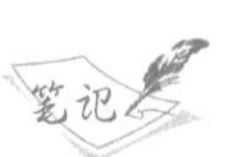

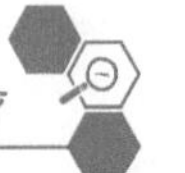

（3）第三次消融（图 24-6）：2018 年 6 月 25 日纵隔肿瘤微波消融术治疗。

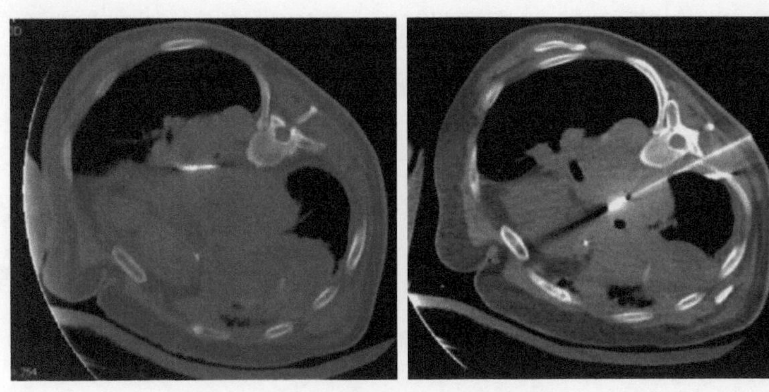

图 24-6　纵隔肿瘤消融（2018-6-25）

（4）第四次消融：2018 年 7 月 2 日纵隔肿瘤微波消融术治疗。此后患者症状明显缓解，可平卧入睡。2018 年 7 月 13 日复查胸部增强 CT 提示右肺及纵隔神经内分泌癌消融术后，病灶较前明显缩小，病灶周围少许炎症，左肺结节较前缩小，右侧胸腔少量积液。

（5）第五次消融（图 24-7）：2018 年 7 月 30 日再行右肺内、纵隔内肿瘤补充消融治疗。术后患者出现间断高热、寒战的症状，抽取血培养、调整抗生素应用及对症支持治疗后患者症状明显改善。

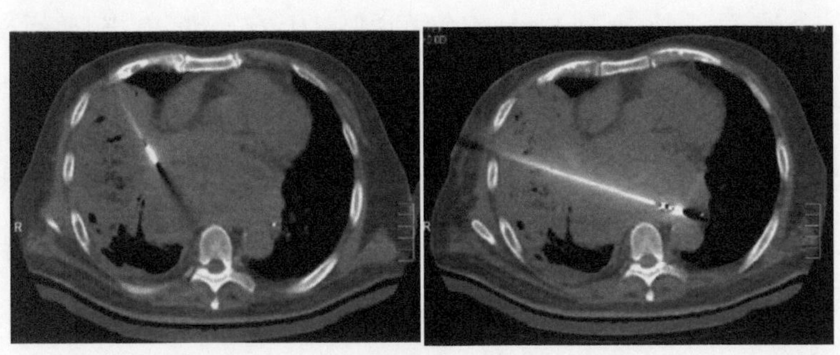

图 24-7　纵隔肿瘤消融（2018-7-30）

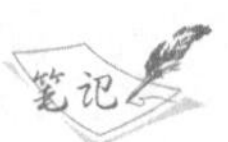

【随访】

2018 年 9 月 4 日复查腹部增强 CT（图 24-8）提示右肺及后纵隔消融术后改变，双肺炎症。予以患者积极抗感染治疗。患者于 2019 年 9 月 26 日突发大咯血，考虑肺内病灶消融术后炎性增生改变及新生血管（主要为支气管动脉）破裂引起，遂立即行支气管动脉栓塞术治疗，同时辅以红细胞悬液输注支持治疗，后患者症状逐渐缓解。此后患者病情好转出院，截至目前都有定期随访，随访患者生活正常。

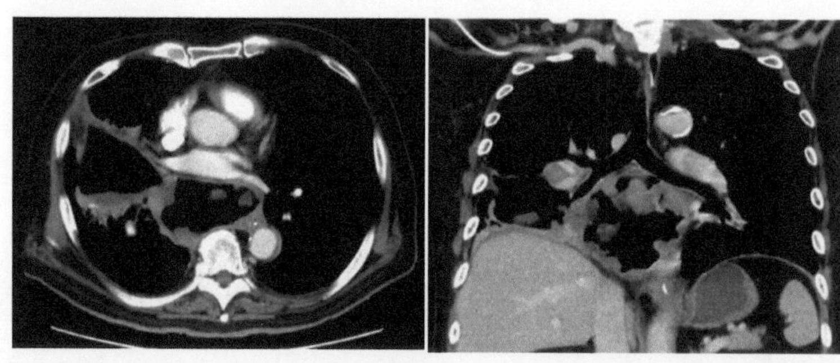

图 24-8　胸部增强 CT（2018-9-4）

病例分析

该患者于我中心行微波消融治疗，降低了肿瘤负荷。该患者分次消融最终达到最大程度的减瘤生存。但患者因肿瘤较大，坏死组织较多，其免疫力下降，术后出现了明显感染，后经过调整抗生素治疗控制感染，患者最终痊愈出院。消融治疗时，考虑患者肿瘤较大，血供丰富，消融治疗需分清局部解剖结构，减少出血的发生。

笔记

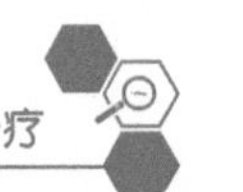

病例点评

支气管肺神经内分泌肿瘤是起源于支气管肺部神经内分泌系统的一组异质性肿瘤，占全身所有神经内分泌肿瘤的30%左右。2004年世界卫生组织标准将肺神经内分泌肿瘤分为四个组织学类型：典型类癌、不典型类癌、大细胞神经内分泌癌及小细胞肺癌。

肺分化良好的肺神经内分泌肿瘤，也被称为肺类癌，包括典型类癌和非典型类癌，发病率仅占肺部肿瘤的1%～2%，典型类癌和非典型类癌的共同点是分泌如突触素和嗜铬素A等特异性肽类激素。大多数肺类癌患者缺乏特异性临床症状，极少伴有激素分泌相关症状。由于肺类癌缺乏特异性临床症状，需要支气管镜活检和有经验的病理科医生做出明确病理诊断。

对于早期局限性肺类癌，手术是首选治疗方案，而失去手术机会的晚期和已发生远处转移的患者其药物治疗后病情发展缓慢，治疗选择极为有限。近几年多个有前景的治疗方法不断涌现，但多数仅限于专家共识，缺乏强有力的循证医学证据，包括以生长抑素类似物、替莫唑胺为基础的化疗及肽受体放射性核素治疗。

此例巨大右肺及纵隔经内分泌肿瘤已失去手术时机，我院介入中心给予微波消融分五次治疗，患者已存活9个月，需继续随访。此例肺及纵隔巨大肿瘤无法手术，MWA也是治疗手段之一。

（赵　鹏　龙　江　钱智玲）

参考文献

[1] YAO J C，HASSAN M，PHAN A，et al. One hundred years after "carcinoid"：epidemiology of and prognostic factors for neuroendocrine tumors in 35，825 cases in the United States[J]. J Clin Oncol，2008，26（18）：3063-3072.

[2] TRAVIS W D，BRAMBILLA E，BURKE A P，et al. Introduction to the 2015 world health organization classification of tumors of the lung，Pleura，Thymus，and Heart[J]. J Thorac Oncol，2015，10（9）：1240-1242.

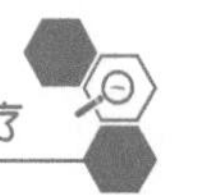

病例 25　微波消融术治疗肺鳞癌

病历摘要

【基本信息】

患者，女，66 岁，主因“发现肺内占位 20 天”于 2011 年 12 月 6 日以“肺占位”收入院。

现病史：患者入院前 20 天劳累后出现咳嗽、咳痰、憋气，无发热，在当地医院行胸部 CT 检查示右肺占位，并行穿刺活检，病理回报：鳞状细胞癌，中分化。在当地医院给予平喘治疗，为进一步诊治来我院。

既往史：高血压史 3 年，血压最高达 180 ～ 190/95 mmHg，口服硝苯地平缓释片降血压。冠心病病史 7 年，规律口服阿司匹林等药物治疗。患有慢性支气管炎 10 余年。7 年前因冠心病行冠状动脉支架置入手术。

【体格检查】

面色正常，巩膜无黄染，右肺可闻及少量湿性啰音，心律齐，腹软，无压痛及反跳痛，肝脾肋下未触及，移动性浊音阴性，双下肢无水肿。神经系统未见异常。

【辅助检查】

WBC 5.97×10^9/L，RBC 4.33×10^{12}/L，HGB 124 g/L，PLT 126×10^9/L。ALT 13 U/L，AST 18.8 U/L，TBIL 9.9 μmol/L，GLU 5.33 mmol/L。CEA 3.14 ng/mL，CA19-9 8.46 U/mL，

CA15-3 9.25 U/mL。PTA 102.8%。

影像学检查：见图 25-1

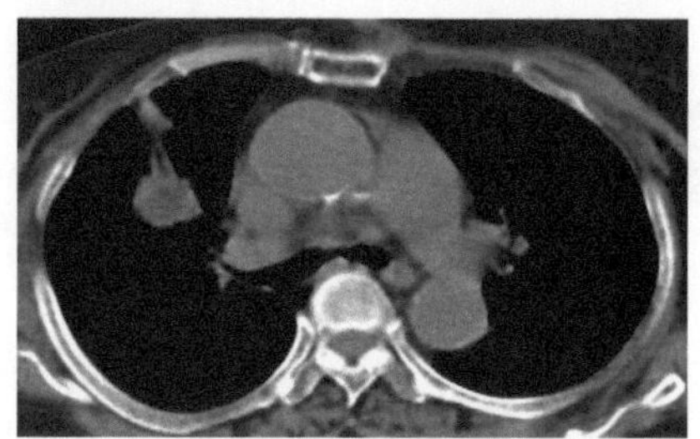

图 25-1　术前 CT

【诊断】

右上肺鳞状细胞癌，中分化；高血压 3 级，极高危；冠状动脉粥样硬化性心脏病，冠状动脉支架置入术后；慢性支气管炎。

【鉴别诊断】

（1）肺结核：常有痰中带血，午后低热、盗汗、消瘦和乏力。胸片及 CT 显示阴影，但其表现不同于肺癌的影像表现，因病理检查可明确其诊断，患者已行病理检查，故排除肺结核诊断。

（2）肺部炎性病灶：一般有炎性症状、发热，血常规指数升高。此疾病的临床症状及 CT 表现与肺癌不符，故可以排除。

【治疗】

入院后完善相关检查，给予抗肿瘤、增加抵抗力治疗，于 2011 年 12 月 8 日行 CT 下微波消融治疗，术后给予抗感染治疗（图 25-2，图 25-3）。

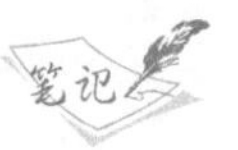

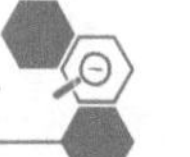

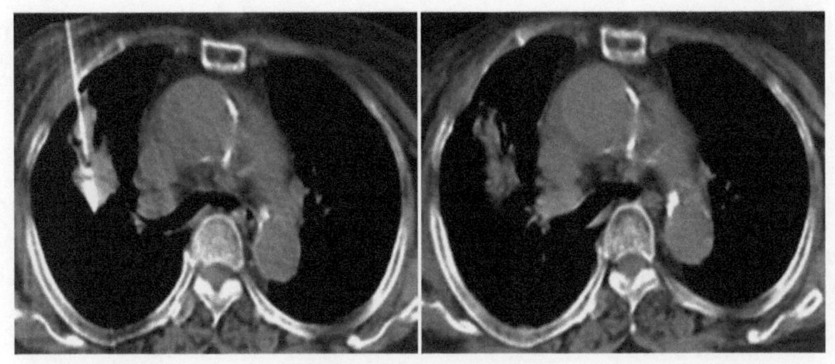

图 25-2　术中 CT

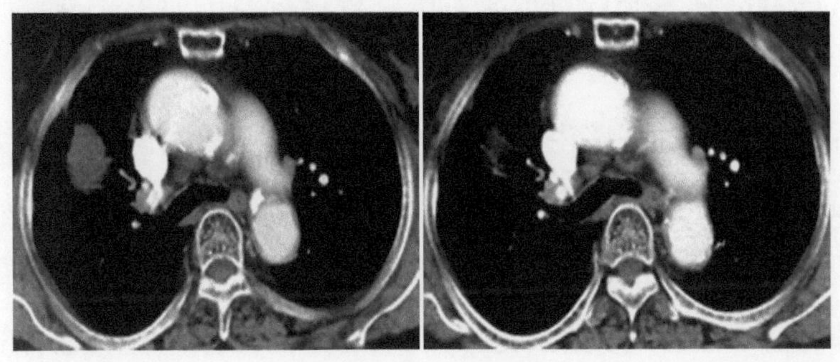

图 25-3　术后 CT

【随访】

此后定期随访患者，至今肺内未见新发及复发病灶。

病例分析

2018 年《影像引导射频消融治疗肺部肿瘤专家共识》指出，对于原发性肺癌，主要包括 I 期周围型早期非小细胞肺癌（肿瘤最大径≤ 3 cm，无淋巴结转移及远处转移），合并心肺功能差、高龄或拒绝手术的患者，其中也包括多原发性肺癌，可行治愈性消融治疗。对于原发性肺癌，肿瘤最大径＞ 3 cm，可行姑息性进行多点或多次消融治疗，或联合

其他治疗方法。对于此例患者，右肺内肿瘤直径约 3 cm，一次性实行完全消融治疗，术后随访 8 年，未见新发及复发病灶。

病例点评

肺癌（包括非小细胞肺癌与小细胞肺癌）患者的预后是由患者综合的临床病理特征决定的，根据现有的研究结果，肿瘤临床病理分期、患者身体健康状况、年龄及性别都是重要的预后因素。此外，某些生化指标（如白细胞计数、高钙血症等）及血液肿瘤标记物水平（如 CEA）也被证明与肺癌患者预后有重要的相关性。目前，临床病理分期（即 TNM 分期）仍是预测肺癌患者生存时间的最主要、最稳定的指标。肺癌患者的预后在很大程度上取决于肿瘤的 TNM 分期。

不同临床分期的患者预后具有显著差异。根据美国癌症联合委员会（American joint committee on cancer，AJCC），发布的《肿瘤分期手册（第 7 版）》2010 年报道的对 26 859 例非小细胞肺癌及 2664 例小细胞肺癌患者荟萃分析的结果显示，对于非小细胞肺癌，Ⅰ期患者 5 年生存率约为 70%，其中，Ⅰa 期患者 5 年生存率超过 80%，中位生存期接近 10 年；Ⅱ期患者 5 年生存率约 40%；对于Ⅲ期患者，5 年生存率降至 15% 左右；而Ⅳ期患者的 5 年生存率仅为不到 5%，中位生存期只有 7 个月。当小细胞肺癌恶性程度高于非小细胞肺癌时，更易发生复发与转移，故小细胞肺癌患者生存期显著短于非小细胞肺癌。Ⅰ期小细胞肺癌患者 5 年生存率约为 50%；Ⅱ期约为 25%；

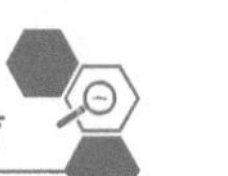

Ⅲ期降至 10% 左右；而Ⅳ期不足 3%。我国统计报道的肺癌患者各 TNM 分期预后的数据与 AJCC 的统计类似，综合分析 2000 年至 2009 年几项较大规模的统计结果显示，在我国非小细胞肺癌患者中，Ⅰ期 5 年生存率约为 70%，Ⅱ期约 50%，Ⅲ期约 15%，Ⅳ期为 5% 左右。对于我国的小细胞肺癌患者，上述数据分别为 45%、25%、8%、3%。NCCN 最近修订了关于无法手术的Ⅰ期小细胞肺癌的建议，在并行的历史范式中增加了立体定向消融放疗 / 化疗、常规分割放疗 / 化疗。尽管立体定向消融放疗具有舒适性、便利性和成本效益高等优势，但 NCCN 继续推荐常规分割放疗 / 化疗和立体定向消融放疗 / 化疗，主要是因为这些方法迄今尚未进行比较分析。

一项回顾性分析比较早期非小细胞肺癌患者射频消融和立体定向放疗在大型医疗中心的总体生存率，其包括 2004 – 2014 年在国家癌症数据库中使用初级射频消融或立体定向放疗的Ⅰa 期和Ⅰa 期非小细胞肺癌，但在小型医疗中心接受治疗的患者被排除在外。衡量的结果包括操作系统和 30 天的重新接纳率。采用卡普兰 – 梅耶尔生存曲线对操作系统进行了估计，采用对数等级测试对生存曲线进行比较，并进行了倾向评分匹配的队列分析，$P < 0.05$ 被认为具有统计学意义。其结果显示：最后比较一组为 4454 例立体定向放疗和 335 例射频消融，估计中位生存率和随访时间分别为 38.8 个月和 42.0 个月，射频消融治疗有明显意义。

鉴于消融治疗具有可反复操作、微创特点，可推荐作为早期非小细胞肺癌患者的一线治疗。

（扈彩霞　王海燕　李建军）

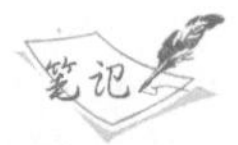

参考文献

[1] ROSE S C，DUPUY D E，GERVAIS D A，et al. Research reporting standards for percutaneous thermal ablation of lung neoplasms[J]. J Vasc Interv Radiol，2009，20（7suppl）：s474-s485.

[2] ZHI X，SHI Y，YU J. Standards for the diagnosis and treatment of primary lung cancer（2015 version）in China[J]. Zhonghua zhong Liu Za Zhi，2015，37（1）：67-78.

[3] LIU B，LIU L，LI Y，et al. Survival after radiofrequency ablation（RFA）for 100 cases of lung neoplasms[J]. Zhong guo Fei Ai Za Zhi，2011，14（4）：335-339.

[4] LIU B，LIU L，HU M，et al. Radiofrequency ablation for lung neoplasms with isolated postsurgical local recurrences or metastases of non-small cell lung cancer[J]. Zhong guo Fei Ai Za Zhi，2014，17（6）：460-464.

[5] LIU B，LI Y，HU M，et al. Primary application of radiofrequency ablation after locally progression of EGFR-TKIs in non-small cell lung cancer[J]. Zhong guo Fei Ai Za Zhi，2016，19（12）：859-863.

[6] DE BAERE T，TSELIKAS L，CATENA V，et al. Percutaneous thermal ablation of primary lung cancer[J]. Diagn Interv Imaging，2016，97（10）：1019-1024.

[7] NCCN Guidelines Version 2.2019，non-small cell lung cancer clinical practice guidelines in oncology（NCCN Guidelines®）.

[8] LAM A，YOSHIDA E J，BUI K，et al. A national cancer database analysis of radiofrequency ablation versus stereotactic body radiotherapy in early-stage non-small cell lung cancer[J]. J Vasc Interv Radiol，2018，29（9）：1211-1217.

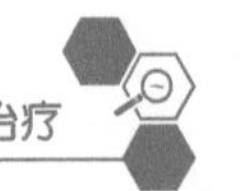

病例 26　TACE 联合 CT 引导下消融治疗肾上腺皮质癌

病历摘要

【基本信息】

患者，男，44 岁，主因“发现肝脏占位 7 个月，介入术后 3 个月”于 2016 年 4 月 7 日 9：30 门诊以“肝恶性肿瘤”收入院。

现病史：患者于 7 个月前体检发现肝脏多发占位，肝功能正常，未进行治疗，于某医院行腹部 CT 提示：肝内多发占位，右侧肾上腺占位，未进行治疗。3 个月前于某医院行肝脏占位活检，病理提示肾上腺皮质癌，诊断为库欣综合征，继发性高血压，并行肝动脉导管介入治疗，肝功能好转后出院，此次为进一步治疗入院。

既往史：体健。

【体格检查】

神志清楚，精神可，满月脸，皮肤、巩膜无黄染，两肺呼吸音清，未闻及干、湿性啰音，心律齐，腹壁柔软，无压痛，无反跳痛，肝脾未触及，肝区无叩痛，移动性浊音阴性，无下肢水肿。

【辅助检查】

AFP 5.01 ng/mL，AFP-L3 ＜ 0.605 ng/mL，DCP 89 mAU/mL。ALT 165.2 U/L，AST 49.1 U/L，TBIL 16.4 μmol/L，GLU

11.56 mmol/L。WBC 11.19×10^{9}/L，RBC 4.49×10^{12}/L，HGB 154 g/L，PLT 349×10^{9}/L。ALD（卧位）206.53 μg/mL，ACTH 5.64 pg/mL，AT-I 0.47 ng/mL，AT-Ⅱ 63.13 ng/mL，PRA（卧位）1.73 ng/（mL • h）。

我院上腹部增强 CT（2016-4-12）（图 26-1）：肝脏大小形态未见异常，表面光滑，各叶比例基本适中。平扫肝右叶见多发结节状及团块状碘油沉积，其内及周围见低密度改变，肝右叶密度见不均匀减低，CT 值 25 ～ 42 HU。增强扫描肝右叶碘油灶旁见团块状异常强化灶，肝右叶强化较左叶减低。右侧肾上腺区见大小约 82 mm × 55 mm 不规则软组织密度影，边界不清，增强不均匀强化。术后影像学诊断：介入术后改变，可见残余灶（图 26-2）。

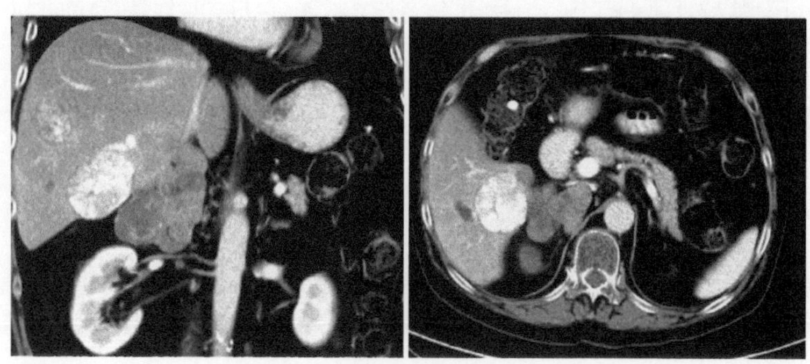

图 26-1　术前 CT（2016-4-12）

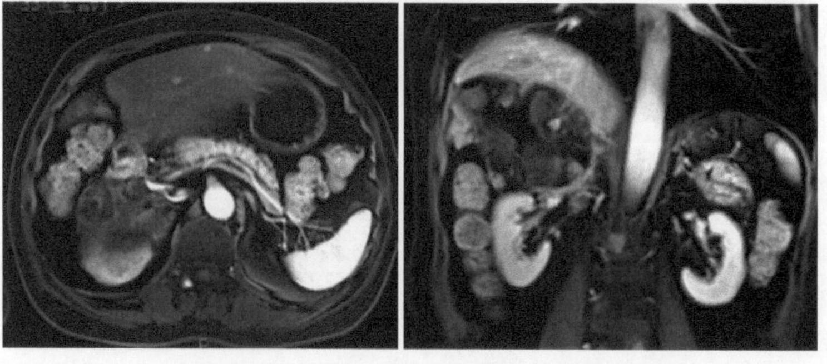

图 26-2　术后 CT（2016-7-29）

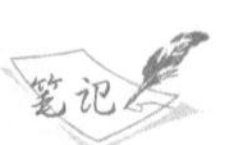

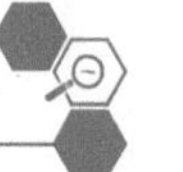

【诊断】

肾上腺皮质癌（右侧），肝转移；继发性高血压；库欣综合征。

【鉴别诊断】

（1）肾上腺嗜铬细胞瘤：嗜铬细胞瘤起源于交感神经，产生和分泌儿茶酚胺。肾上腺嗜铬细胞瘤常较大，容易发生坏死、囊变和出血，肿瘤有完整的包膜，恶性者有包膜侵犯并可发生淋巴结或脏器转移。一侧肾上腺有较大圆形或椭圆形肿块，偶为双侧性。直径常为 3 ～ 5 cm，但也可较大，甚至达 10 cm 以上。CT 显示较小肿瘤密度均一，类似肾脏密度，较大肿瘤常因陈旧性出血、坏死而密度不均，内有单发或多发低密度区，甚至呈囊性表现。少数肿瘤的中心或边缘可见点状或弧状钙化。增强检查显示，肿瘤实体部分明显强化，廓清缓慢，其内低密度区无强化。

（2）肾上腺神经节细胞瘤：发生于肾上腺髓质的一种少见良性肿瘤。神经节细胞瘤源于交感神经节细胞，最常发生的部位是后纵隔，其次为腹膜后和肾上腺。肿瘤可发生在任何年龄段，但多在 10 岁以后。在病理学中，神经节细胞瘤是由纵横交错的神经鞘细胞束组成，其间分布散在的或呈小丛状、小巢状较成熟的神经节细胞，并有不等量的黏液性基质。在临床上，肾上腺神经节细胞瘤一般除腹部肿块外，多无其他症状。

（3）肾上腺转移瘤：较常见，是继肺、肝、骨之后居全身第四位最常发生转移的部位。原发肿瘤最多来源于肺和乳腺，还可来源于甲状腺、肾、胃、结肠、胰腺、食管和黑色素瘤等。通常肾上腺癌发生的开始部位为髓质，而后累及皮质。较

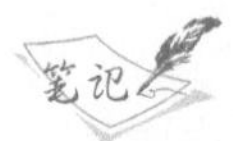

大肿瘤内可有坏死和出血。肾上腺转移瘤常为双侧，可并或不并其他部位的转移。肿瘤极少造成肾上腺皮质功能的改变，临床症状和体征主要为原发瘤表现。

【治疗】

完善相关化验检查后给予保肝、调节免疫力治疗。行肾上腺皮质癌 TACE 及消融治疗。2016 年 4 月 19 日及 2016 年 5 月 9 日行射频消融治疗，2016 年 5 月 20 日行 CT 引导下肝转移瘤微波消融治疗，2016 年 6 月 29 日行肝动脉造影 +DSA 超选择肝叶动脉导管介入治疗，2016 年 7 月 8 日和 2016 年 8 月 4 日行 CT 引导下微波消融治疗，2016 年 7 月 22 日行 CT 引导下肝转移瘤微波消融治疗，2017 年 1 月 5 日行肝动脉造影 +DSA 超选择肝叶动脉导管介入治疗，2017 年 1 月 12 日行 CT 引导下微波消融治疗，2017 年 1 月 22 日行 CT 引导下右侧肾上腺皮质癌肝转移癌消融治疗，2017 年 9 月 21 日行 CT 引导下肝肿瘤消融治疗，2017 年 10 月 9 日行 CT 引导下肝肿瘤消融治疗。患者定期复查。

【随访】

治疗后，每个月于门诊复查 1 次实验室检查及影像学检查，连续 3 个月。未见复发后，每 3 个月门诊复查 1 次。

病例分析

该患者首次以库欣综合征为主要症状就诊，于某医院行腹部 CT 提示肝内多发占位，右侧肾上腺占位，未进行治疗。数

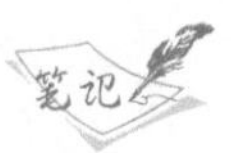

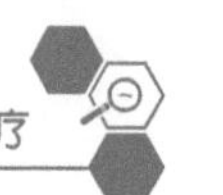

月后，由于患者症状加重，于某医院行肝脏占位活检，病理检查提示肾上腺皮质癌，考虑诊断为肾上腺皮质癌肝转移，继发性高血压，于某医院行 TACE。此后转至我院，由于患者就诊时已为肿瘤晚期，无法进行手术根治性切除，给予患者 TACE 联合消融序贯治疗，尽可能实现完全消融，降低肿瘤负荷。

患者前期治疗后库欣综合征明显改善，就诊时患者以轮椅推入病房，后期 ECOG 评分达到 1 分，明显改善了生活质量，说明 TACE 联合消融序贯治疗对于肾上腺皮质癌及其转移病灶治疗有效。但患者后期由于经济原因未能及时复诊，也未能服用米托坦等给予全身治疗，患者 1 年后出现肝内及椎体转移，给予放射治疗，间断给予唑来膦酸抑制骨转移，减轻疼痛症状，患者目前仍存活。

病例点评

肾上腺皮质癌（adrenal cortical carcinoma，ACC）是一种相对少见的恶性肿瘤，在人群中的发病率为（0.7～2.0）/100 万。ACC 的恶性程度高、侵袭性强、易发生转移，患者预后较差。ACC 根据有无内分泌相关症状分为功能性肿瘤及无功能性肿瘤，功能性肿瘤约占 60%，无功能性肿瘤约占 40%。结合瘤体大小，平扫 CT 值＞ 10 HU，增强后造影剂绝对清除率＜ 50% 和延迟扫描 CT 值＞ 35 HU 的肾上腺肿物应高度怀疑为恶性肿瘤。ACC 早期确诊率较低，约半数患者以转移症状为首发临床表现。该患者是以库欣综合征导致的顽固性低钾血症为首发症状就诊，就诊时发现已有肝内转移。

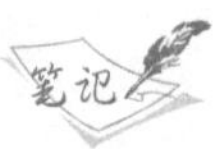

ACC 手术治疗被认为是目前最有效的治疗方法，但仅适用于疾病早期，而对于无手术意愿的，且无法手术或手术不能完全切除者可考虑射频消融、介入血管栓塞、化疗或放疗，以及分子靶向治疗。对于临床分期为Ⅰ～Ⅲ期者，首选根治性治疗，而非根治性治疗患者预后一般较差，中位存活期不超过1年。对伴有远处转移的Ⅳ期患者，如果能完全毁损原发灶和转移灶，应尽量行根治性治疗，这对延长患者生存时间具有重要意义。根治性治疗术后 5 年生存率为 32% ～ 50%，但术后复发率也高达 50% ～ 85%。复发可发生在术后任何时间，主要集中于术后 2 年内。

米托坦是一种双对氯苯基三氯乙烷类似物，1948 年其被发现还具有抗肾上腺素能作用，1959 年被首次用于无法手术或广泛转移的 ACC 患者。米托坦是目前食品药品监督管理局唯一批准可用于治疗任何临床分期 ACC 的药物。临床研究证实，米托坦能使部分 ACC 患者病情缓解或稳定，总体有效率达 26.01%。对于肿瘤增长迅速或难以耐受高剂量米托坦的 ACC 患者可考虑采用米托坦与细胞毒性药物联合治疗方案，如 EDP-M（依托泊苷＋多柔比星＋顺铂＋米托坦）和 SZ-M 方案（链左星＋米托坦），其中 EDP-M 方案被认为是 ACC 的标准化疗方案。近年有研究发现，放射治疗对 ACC 有一定疗效，但其敏感性仅为 42%。对于无法手术切除或术后复发的 ACC 患者可考虑 TACE 联合消融治疗。

2016 年 4 月 12 日我院腹部 CT 增强显示右侧肾上腺转移可能性大（82 mm × 55 mm），肝转移。在我院介入中心行 TACE 联合消融治疗，达到完全消融，定期复查 2 年余，于

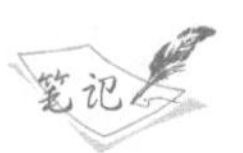

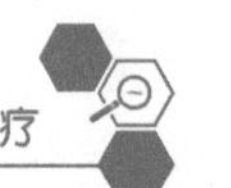

2018 年 9 月 12 日本院上腹部 MRI 增强：肝内多发新发灶，门脉右支受侵，胸腰椎及双侧髂骨多发转移。

（杨晓珍　龙　江　钱智玲）

参考文献

[1] 陈友根，冯晓丽，刘佳，等 . 28 例成人肾上腺皮质癌临床分析 [J]. 中国医学前沿杂志（电子版），2015，8（7）：20-23.

[2] GRATIAN L，PURA J，DINAN M，et al. Treatment patterns and outcomes for patients with adrenocortical carcinoma associated with hospital case volume in the United States[J]. Ann Surg Oncol，2014，21（11）：3509-3514.

病例 27　TACE 联合 CT 引导下消融治疗转移性肾上腺肿瘤

病历摘要

【基本信息】

患者，男，60 岁，主因“乙肝病史 16 年，发现肝脏占位 2 周”于 2012 年 8 月 30 日以“原发性肝癌”门诊收入院 .

现病史：患者于 16 年前体检时发现乙肝表面抗原阳性，转氨酶升高（具体数值不详）。于当地医院内科保守治疗 2 个月好转，2 周前在当地医院体检，腹部超声示肝脏多发占位，大者直径约 5 cm，考虑肝癌；肾上腺占位，考虑转移。分别于两家医院行全身 PET-CT 及腹部增强 CT，考虑肝癌及肾上腺嗜铬细胞瘤可能。患者自发病以来精神好，食量无变化，睡眠无改变，大小便正常，体重无变化。

既往史：平素健康状况良好，否认高血压，否认糖尿病，否认心脏病，否认其他非传染性疾病，否认外伤史，曾行胆囊切除术，否认性病史，否认过敏史。

【体格检查】

神志清，精神可，肝掌（–），蜘蛛痣（–），面色晦暗，皮肤、巩膜无黄染，双肺未闻及干、湿性啰音，心律齐，腹平，上腹部可见切口瘢痕，全腹软，无压痛及反跳痛，肝脾肋下未触及，移动性浊音阴性，双下肢无水肿，神经系统检查阴性，

踝震挛（–）。

【辅助检查】

AFP 2.47 ng/mL。

增强 CT 显示肝右叶多发占位，恶性可能大；左肾上腺占位，性质待定（图 27-1）。

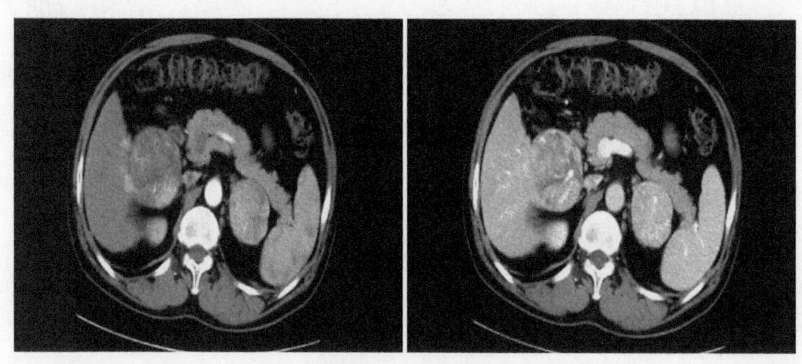

图 27-1　术前 CT

【诊断】

原发性肝癌Ⅲa 期；左侧肾上腺占位，性质待定；左侧肾上腺嗜铬细胞瘤（?）；左侧肾上腺转移（?）；乙型肝炎肝硬化代偿期；胆囊切除术后。

【鉴别诊断】

（1）肝转移瘤：患者多有明确的原发肿瘤病史，一般无乙肝或丙肝病史，AFP 一般不高，病灶一般多发。超声检查多表现为不均匀中、低回声。CT 平扫一般表现为低密度，边界欠清，增强扫描多表现为乏血供特点，强化不明显，典型者呈“牛眼征”。MRI 平扫 T_1WI 表现为稍低信号，T_2WI 表现为稍高信号，增强扫描同样表现为乏血供特点。肝动脉造影病灶染色多不明显。本例患者无肝外肿瘤病史，肝内病灶增强扫描明

显强化，可排除肝转移瘤诊断。

（2）肝血管瘤：是肝脏最常见的良性肿瘤，患者多无明显临床症状。超声检查多表现为不均匀强回声。CT 平扫一般表现为边界清晰的低密度灶，增强扫描多表现为“慢进慢出”、向心性强化及延迟强化的特点。MRI 平扫表现为长 T_1、长 T_2 信号，尤以在 T_2WI 上表现为“高灯征”特点，增强扫描表现为“慢进慢出”的强化特点。肝动脉造影表现为病灶边缘强化、“树上挂果征”等特点。本例患者肝内病灶动脉期明显强化，门脉期呈低密度改变，可除外肝血管瘤诊断。

（3）肾上腺嗜铬细胞瘤：多表现为一侧肾上腺较大圆形或椭圆形肿块，偶为双侧性。直径常为 3 ～ 5 cm，或更大。较小肿瘤密度均一，类似肾脏密度，较大肿瘤常因坏死或陈旧性出血而密度不均，内有单发或多发低密度区，甚至呈囊性表现。少数肿瘤可有高密度钙化灶。增强 CT 检查，肿瘤实体部分明显强化，其内低密度区无强化。肾上腺圆形或分叶状、边界清晰，肿瘤大小不定，较大肿瘤可以发生液化、坏死及出血。

【治疗】

肝动脉化疗栓塞联合局部消融术（射频 + 微波）（图 27-2，图 27-3）。

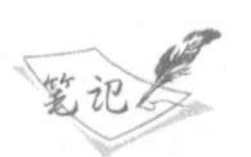

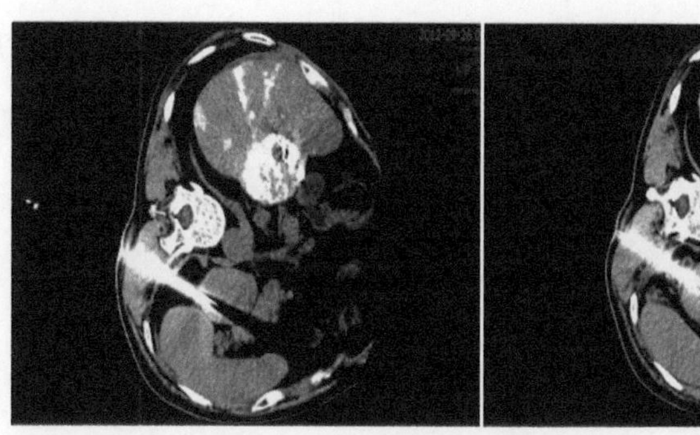

图 27-2　术中 CT

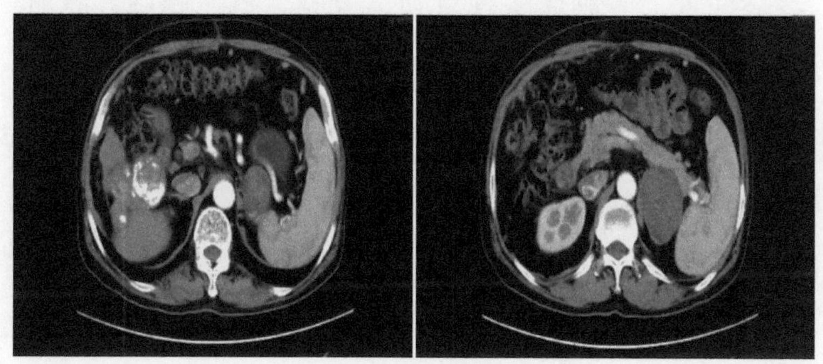

图 27-3　术后 CT

【随访】

现患者生存良好，无复发，无转移。

病例分析

患者既往乙肝病史多年，HBV-DNA 定量阳性。首次入院腹部超声及 PET-CT 提示：原发性肝癌，乙型肝炎肝硬化，肾上腺转移。行肝穿及肾上腺占位活检，病理示原发性肝细胞癌，中分化；肾上腺占位提示中分化肝细胞癌，符合肾上腺转移。Child-Pugh A 级，ECOG 评分为 0 ～ 1 分，巴塞罗那 C 期，根据美国肝病学会发布的肝细胞癌治疗指南及我国原发性肝癌

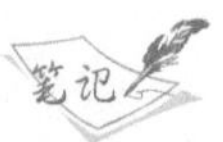

诊疗规范，患者可行 TACE 联合 RFA 治疗，也可局部给予放疗，经济条件允许可结合靶向药物治疗，或结合 PD-1 免疫治疗。该患者于我治疗中心行 TACE 联合肝脏原发病灶及肾上腺转移病灶 RFA 治疗，最终达到根治性治疗目的。

病例点评

转移性肾上腺肿瘤多源自肺、肝脏、胃、胰腺和肾脏等，此外应与 ACC 相鉴别。原发性肝癌肾上腺转移的可能途径有以下 3 种：血液转移、淋巴结转移和局部转移（包括直接侵犯和通过肾周间隙转移），其中血液转移可能是主要途径。其可分为 3 型：Ⅰ型为肝癌术后，肾上腺发现转移瘤，无肝内病灶，无肝外其他转移灶；Ⅱ型为肝内复发灶合并肾上腺转移（包括在初次诊断肝癌时就发现的肾上腺转移）；Ⅲ型为肿瘤广泛转移。

由于肾上腺具有合成、储存和释放儿茶酚胺和皮质激素的功能，在消融治疗过程中有可能引起高血压危象或心血管意外等，因此，术前需检查肾上腺功能，对明确有激素活性的功能性肿瘤，适当应用血管扩张剂及肾上腺素受体拮抗剂。尤其是嗜铬细胞瘤和具有皮质醇分泌特性的肿瘤患者，在 RFA 前需要 10 ～ 14 天，用以完善肾上腺素能封闭或激素补充等术前准备。

肝癌转移性肾上腺肿瘤患者，首选手术治疗；不能手术或不愿意接受手术的患者，可考虑消融治疗。术中动态监测患者血压、心率、呼吸等各项生命体征，防治高血压危象等严重并

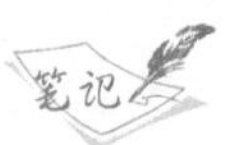

发症。该患者于 2012 年 8 月 31 日行肝穿活检，病理结果示：原发性肝细胞癌、中分化及肝癌肾上腺转移。经 3 次肾上腺肿瘤消融治疗，达到完全消融。术后随访检查，监测肾上腺转移的可能。消融术后按期复查，最近一次是 2019 年 3 月 28 日未见复发。消融治疗为转移性肾上腺癌患者提供了一种新的微创治疗方法。

（史勤生　龙　江　钱智玲）

参考文献

[1] 傅晓辉，储开建，姚晓平 . 原发性肝癌肾上腺转移 56 例的诊治分析 [J]. 中华肝胆外科杂志，2006，12（10）：660-662.

[2] 王灵点，丁德刚 . 射频消融术治疗转移性肾上腺肿瘤研究进展 [J]. 中华实用诊断与治疗杂志，2014，28（5）：438-440.

病例 28　CT 引导下氩氦刀冷冻消融治疗前列腺癌

病历摘要

【基本信息】

患者，男，74 岁，主因"无明显诱因尿频加重 1 个月"收入院。

现病史：1 个月前无明显诱因尿频加重，夜尿增多，淋漓不尽，尿线细，射程短，无肉眼血尿，无发热，无腰痛。

既往史：既往糖尿病病史 3 年。6 年余前因前列腺癌行前列腺电切术、双侧睾丸切除术。

【体格检查】

尿频，尿线细，射程短，无肉眼血尿，无发热，无腰痛。

【辅助检查】

PSA 31.44 ng/mL，游离 PSA 2.86 ng/mL，游离 / 总前列腺特异性抗原：0.091。影像学检查见图 28-1。

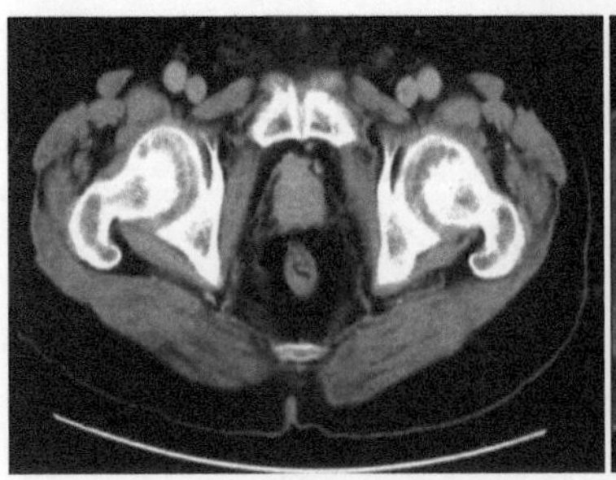
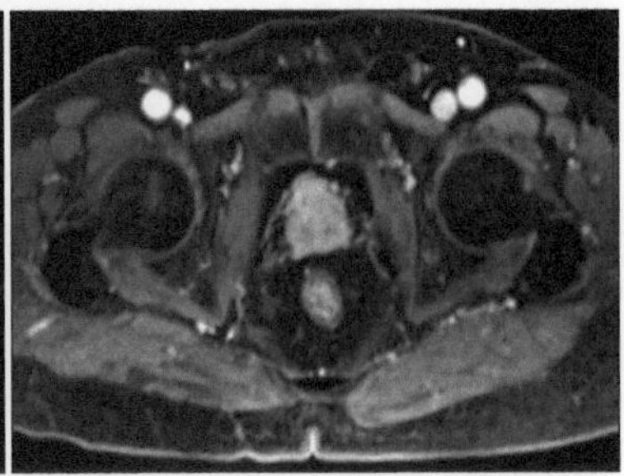

图 28-1　术前 CT

【诊断】

前列腺癌局部复发。

【鉴别诊断】

（1）前列腺良性增生：该病为中老年男性常见疾病，临床主要表现为储尿期症状（如尿频、尿急、尿失禁及夜尿增多等）、排尿期症状（如排尿踌躇、排尿困难及间断排尿等）和排尿后症状（如排尿不尽、尿后滴沥等）。前列腺良性增生多发生于中央带，MRI 表现为前列腺体积增大，增强扫描一般呈均匀强化。实验室检查前列腺特异性抗原一般无明显异常。本例患者影像学检查及化验检查均与上述不符，故排除本诊断。

（2）前列腺结核：该病是整个泌尿生殖系统结核病变的一部分，并不是孤立存在，主要表现为会阴部不适和下坠感、下腰痛及肛门和睾丸疼痛。大便时疼痛，向髋部放射，症状逐渐加重。尿液可混浊，尿道内有少量分泌物，化验可检出红细胞、脓细胞、蛋白和结核杆菌。X 线检查可见前列腺钙化影。MRI 表现为病灶 T_1WI 呈等信号，T_2WI 呈低信号，DWI 呈稍高信号，增强扫描病灶以边缘强化为主，边界较清。本例患者影像学检查及化验检查与上述不符，故排除本诊断。

【治疗】

CT 引导下氩氦刀冷冻消融治疗（图 28-2）。

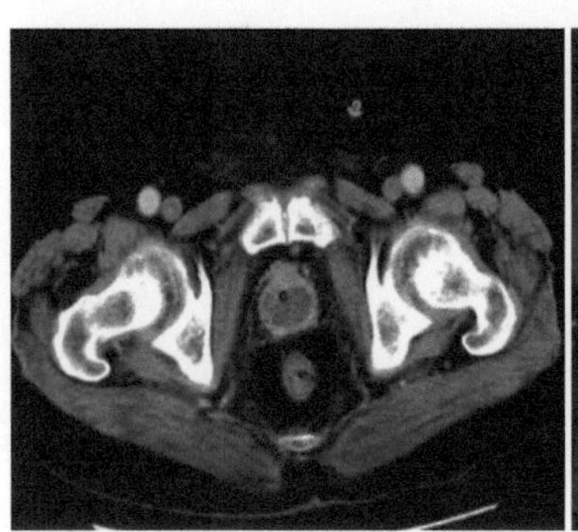
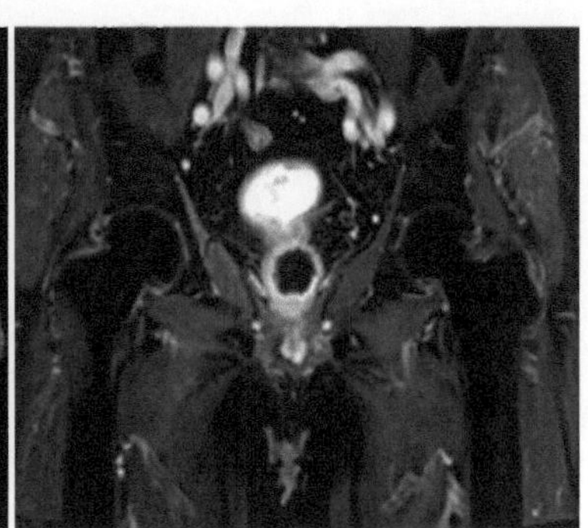

图 28-2　术后 CT

【随访】

术后随访 6 年，前列腺 MRI 检查未见残余灶及复发灶。

病例分析

早期前列腺癌患者可采用根治性治疗方法，包括根治性前列腺切除术、局部冷冻消融治疗、外放射治疗、放射性粒子植入。前列腺癌的冷冻治疗被认为是治疗局限性前列腺癌患者可以考虑的选择。与放疗相比较，其优点是无放射性危险、直肠损伤率较低。

冷冻消融治疗前列腺癌的适应证包括：①预期寿命少于 10 年的局限性前列腺癌患者，或由于其他原因不适合行外科手术治疗的局限性前列腺癌患者；②血清前列腺特异性抗原＜ 20 ng/mL；③ Gleason 评分＜ 7；④前列腺体积≤ 40 mL（以保证有效的冷冻范围）。并发症主要有：勃起功能障碍、组织脱落、尿失禁、盆腔疼痛、尿潴留、直肠瘘、膀胱出口梗阻等。

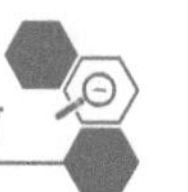

病例点评

目前已有多项研究证明了冷冻治疗局限性前列腺癌的疗效和并发症。Ward 等对国际冷冻数据库中局部冷冻治疗前列腺癌的数据进行分析，发现局部冷冻治疗的比例逐渐增加，肿瘤控制效果与全前列腺冷冻类似，但尿失禁、性功能和肠道功能等方面的并发症明显降低。Valero 等综述了冷冻治疗局限性前列腺癌的疗效，共纳入 30 个研究，2350 例患者，随访 0 ～ 11.1 年，发现局部治疗的围手术期疗效及功能性和疾病控制的短期、长期疗效值得肯定，并且减少了过度治疗。

在国内，数个团队报道了氩氦刀治疗前列腺癌的研究结果，并取得了满意的效果。12 例经穿刺活检证实为局限性单发前列腺癌患者，行超声引导下经会阴局灶冷冻治疗，手术顺利，手术时间（82 ± 26）分钟，均未输血，术后住院（5 ± 2）天。拔除尿管后，12 例控尿情况均满意。术前有勃起功能者 10 例，术后仍保持勃起功能者 8 例。26 例前列腺癌患者实施前列腺超低温治疗，治疗后排尿梗阻症状均有好转，血尿减轻或消失。血清前列腺特异性抗原明显降低，骨转移病灶部分消失或缩小，骨痛缓解。12 例局限性前列腺癌进行冷冻消融治疗，手术时间为 115 ～ 152 分钟，随访 17.8 ～ 23.1 个月，12 例患者均存活，无局部进展或转移，4 例出现生化复发。

目前，冷冻治疗由于临床随访时间较短而无法获得足够的数据来评估其远期疗效，初步的数据显示其对前列腺癌有治疗效果。

（何　宁　袁春旺　崔石昌）

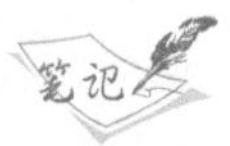

参考文献

[1] 中华医学会泌尿外科分会 . 前列腺癌诊断治疗指南 [J]. 继续医学教育，2007，21（6）：30-39.

[2] BAHN D，DE CASTRO ABREU A L，GILL I S，et al. Focal cryotherapy for clinically unilateral，low-intermediate risk prostate cancer in 73 men with a median follow-up of 3.7 years[J]. Eur Urol，2012，62（1）：55-63.

[3] DURAND M，BARRET E，GALIANO M，et al. Focal cryoablation：a treatment option for unilateral low-risk prostate cancer[J]. BJU Int，2014，113（1）：56-64.

[4] WARD J F，JONES J S. Focal cryotherapy for localized prostate cancer：a report from the national Cryo On-Line Database（COLD） Registry[J]. BJU Int，2012，109（11）：1648-1654.

[5] VALERIO M，AHMAD H U，EMBERTON M，et al. The role of focal therapy of management of localized prostate cancer：a systematic review[J]. Eur Urol，2014，66（4）：732-751.

[6] LIAN H，ZHUANG J，YANG R，et al. Focal cryoablation for unilateral low-intermediate-risk prostate cancer：63-month mean follow-up results of 41 patients[J]. Int Urol Nephrol，2016，48（1）：85-90.

[7] 连惠波，汪唯，杨荣，等 . 冷冻治疗单病灶前列腺癌 12 例临床分析 [J]. 中华泌尿外科杂志，2011，32（9）：588-590.

[8] 李珲，胡文勇，毕泗成，等 . 氩氦刀低温冷冻治疗前列腺癌：26 例报告 [J]. 中华老年多器官疾病杂志，2013，12（7）：500-502.

[9] 董柏君，王艳青，谢少伟，等 . 靶向冷冻消融治疗局限性前列腺癌的临床研究 [J]. 中华泌尿外科杂志，2016，37（10）：754-757.

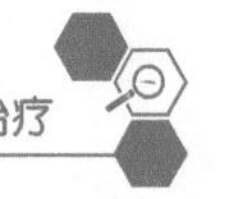

病例 29　CT 引导下氩氦刀冷冻消融治疗肋骨转移癌

病历摘要

【基本信息】

患者，男，52 岁，主因“左侧胸壁肿物 1 个月”入院。

现病史：患者于 1 个月前出现左侧胸壁肿物，质硬，轻度压痛，无皮肤红肿，无皮温升高，无局部感觉异常，无胸闷，无呼吸困难，无消瘦、低热、乏力、食欲减退等症状，行胸部 CT 提示左侧胸壁第 6 前肋转移瘤可能性大，为进一步诊治来我院。

既往史：既往高血压史 5 年，乙型肝炎肝硬化病史 10 年，原发性肝癌切除术后 4 年，曾因肝癌复发行肝动脉化疗栓塞术及射频消融术各 1 次。

【体格检查】

神志清楚，精神可，皮肤、巩膜无黄染，左侧胸壁可触及一肿物，大小约 5 cm×5 cm，质硬，轻压痛。双肺呼吸音清，未闻及干、湿性啰音，心率 80 次 / 分，心律齐，各瓣膜听诊区未闻及病理性杂音。腹平软，无压痛和反跳痛，Murphy 征阴性，肝脾肋下未触及，移动性浊音阴性。双下肢无水肿，神经系统未见异常。

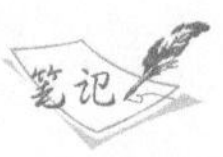

【辅助检查】

实验室检查：WBC 5.08×10^9/L，RBC 4.57×10^{12}/L，HGB 146.0 g/L，PLT 172.0×10^9/L。AST 14.7 U/L，AST 16.4 U/L，TBIL 9.1 μmol/L，DBIL 2.4 μmol/L。AFP 0.933 ng/mL，AFP-L3 ＜ 0.605 ng/mL，CEA 0.694 ng/mL，CA19-9 14.27 U/mL，CA72-4 1.41 U/mL。

影像学检查：见图 29-1。

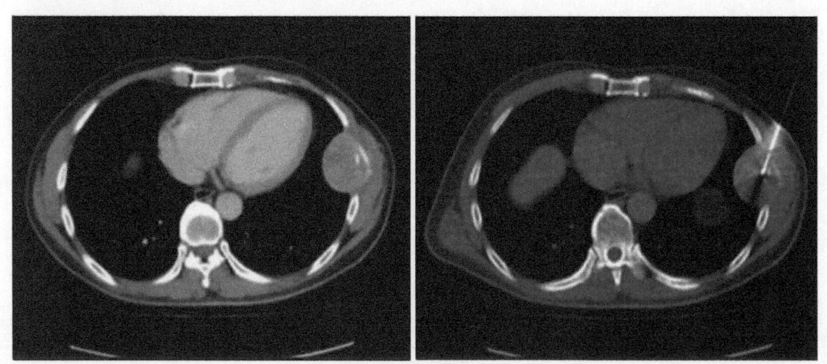

图 29-1　术前 CT

【诊断】

原发性肝癌切除术后；肝动脉化疗栓塞术后；射频消融术后；左侧肋骨转移瘤；乙型肝炎肝硬化代偿期 ；胆囊结石；高血压 3 级，高危。

【鉴别诊断】

（1）骨髓瘤：该病好发年龄多在 40 岁以上男性，好发部位依次为脊椎、肋骨、颅骨、胸骨等。临床主要表现为贫血、骨痛、肾功能不全、感染、出血、神经症状、高钙血症、淀粉样变等。X 线检查表现为溶骨性穿凿形缺损，周围无反应性新骨增生。实验室检查可出现血清球蛋白升高，骨髓穿刺可见大

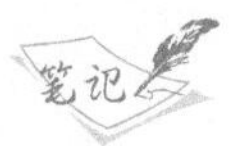

量异常浆细胞。本例患者临床表现及化验检查与上述不符，故排除本诊断。

（2）肋骨纤维肉瘤：该病多见于老年人，分中央型和周围型。中央型 CT 表现为肋骨溶骨性破坏，可形成软组织肿块，肿块内可见钙化灶及坏死区。周围型 CT 表现为肋骨旁软组织肿块，肿块内可见钙化灶及坏死区，相邻肋骨皮质呈虫蚀样骨质破坏。该病 CT 检查不符合上述表现，但仍需行肿物穿刺活检排除本诊断。

（3）骨肉瘤：该病是较常见的恶性骨肿瘤，好发于青少年，分为多个亚型，其中以普通型最为多见，发病部位多位于四肢长骨的干骺端，以膝关节周围最为常见，肋骨骨肉瘤相对较少。通常 X 线平片即可做出诊断，主要表现为骨质破坏、骨膜反应、瘤骨及软组织肿块。该病 CT 检查不符合上述表现，但仍需行肿物穿刺活检排除本诊断。

【治疗】

CT 引导下左侧胸壁肿物氩氦刀冷冻消融（图 29-2）。

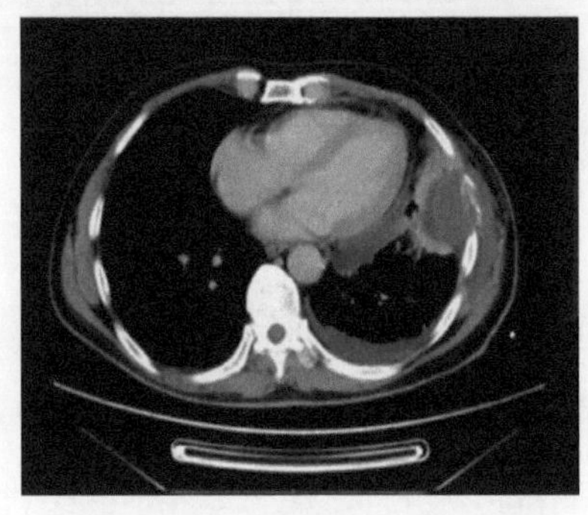

图 29-2　术后 CT

笔记

【随访】

术后定期随访，病灶逐渐缩小，未见明显残余灶和复发灶。

病例分析

患者在慢性乙型肝炎基础上发生肝癌，曾行肝癌切除术及肝癌射频消融术。因左侧胸壁（第 6 前肋）占位就诊，经 CT 引导胸壁肿物穿刺活检明确诊断为中分化肝细胞癌。针对左侧肋骨转移灶治疗，可以考虑手术切除、放射治疗和消融等局部治疗方法及全身治疗等。

该患者在充分知情的情况下，选择局部消融治疗。常见消融方法包括射频消融、微波消融、冷冻消融等。因患者病灶位于左侧第 6 前肋，热消融治疗痛感会非常明显，故选择术中基本无痛感的冷冻消融，为充分消融病灶，冷冻探针不宜过少，确保冰球充分覆盖肿瘤。此外，因病灶位置表浅，冷冻消融时应充分注意局部皮肤及组织的防护，包括防止冻伤。

病例点评

恶性原发性和继发性骨与软组织肿瘤的复发、转移是晚期肿瘤的常见并发症，其治疗困难。冷冻消融是一项新出现的微创技术，具有独特的技术优势和良好的安全性，有望实现长期病情控制与症状缓解。氩氦刀冷冻消融作为一种无痛的消融技术，与射频消融和微波消融相比，具有以下优势：第一，耐

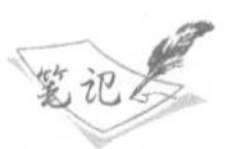

受性好、无痛，同时具有很好的止痛作用，多在局部麻醉下完成手术；第二，氩氦刀冷冻消融边界在影像表现上显示清晰，有利于危险脏器的保护；第三，多针组合消融，消融范围适形好，适用于形态不规则的肿瘤；第四，可同时消融多个病变。冷冻消融也有明确的缺点，冷冻消融过程中消耗血小板，对于凝血功能差的患者不适合。

氩氦刀冷冻消融常见并发症有发热、局部疼痛、皮肤冻伤、神经损伤、胸腔积液、腹水、咯血，罕见出血、肿瘤溶解综合征。其中，发热最为常见，多为肿瘤坏死后吸收热，与消融范围关系密切。其局部疼痛，多为浅表肿瘤，与术后水肿压迫关系密切。另一并发症就是毗邻脏器损伤。

国外报道，肿瘤的分级、肿瘤病变数目、是否联合化疗均是影响生存率与无复发生存期的因素。国内有研究收集了接受氩氦刀冷冻消融治疗的 60 例软组织肉瘤的资料，单因素分析及多因素分析显示，肿瘤生长部位是冷冻消融术后消融率的独立影响因素。

为规范骨与软组织肿瘤冷冻消融治疗，专家共识强调了其适应证、禁忌证，因此，在冷冻消融治疗骨与软组织肿瘤中有望得到进一步发展。

（孙　玉　袁春旺　崔石昌）

参考文献

[1] 陈国奋 . 冷冻消融在骨与软组织肿瘤治疗中的应用 [J]. 实用医学杂志，2013，29（21）：3453-3454.

[2] RYBAK L D. Fire and ice：thermal ablation of musculoskeletal tumors[J]. Radiol

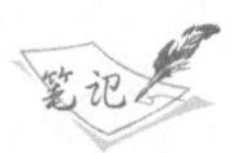

Clin North Am，2009，47（3）：455-469.

[3] ALLAF M E，VARKARAKIS I M，BHAYANI S B，et a1. Pain control requirements for percutaneous ablation of renal tumors：cryoablation versus radiofrequency ablation-initial observations[J]. Radiology，2005，237（1）：366-370.

[4] CAPPATO R，CALKINS H，CHEN S A，et a1. Worldwide survey on the methods，efficacy，and safety of catheter ablation for human atrial fibrillation[J]. Circulation，2005，111（9）：1100-1105.

[5] KHAIRY P，CHAUVET P，LEHMANN J，et a1. Lower incidence of thrombus formation with cryoenergy versus radiofrequency catheter ablation[J]. Circulation，2003，107（15）：2045-2050.

[6] FAN W，NIU L，WANG Y，et al，Percutaneous computed tomography-guided cryoablation for recurrent retroperitoneal soft tissue sarcoma：a study of safety and efficacy[J]. Oncotarget，2016，7（27）：42639-42649.

[7] XIN'AN L，JIANYING Z，LIZHI N ，et al. Alleviating the pain of unresectable hepatic tumors by percutaneous cryoablation：experience in 73 patients[J]. Cryobiology，2013，67（3）：369-373.

[8] MEFTAH M，SCHULT P，HENSHAW R M. Long-term results of intralesional curettage and cryosurgery for treatment of low grade chondrosarcoma[J]. J Bone Joint Surg Am，2013，95（15）：1358-1364.

[9] 金龙，李静，李肖，等.冷冻消融软组织肉瘤消融率的影响因素[J]. 中国介入影像与治疗学，2018，15（6）：341-344.

[10] 张啸波，肖越勇，李成利，等.影像学引导骨与软组织肿瘤冷冻消融治疗专家共识2018版[J]. 中国介入影像与治疗学，2018，15（12）：711-716.

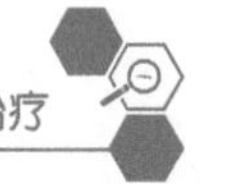

病例 30　CT 引导下氩氦刀冷冻消融治疗锁骨转移癌

病历摘要

【基本信息】

患者，男，52 岁，因“左侧锁骨转移癌 2 个月”入院。

现病史：患者于 2 个月前摔伤后出现左侧锁骨骨折，于外院行手术治疗，术前病毒筛查提示丙肝抗体阳性，术中探查无法切除病灶，局部取病理提示：骨转移癌，肝脏来源。进一步行腹部 CT 检查提示肝右叶下极肝癌伴肝内多发转移，考虑为原发性肝癌，于我中心行肝动脉介入治疗联合消融治疗，肝内病灶得到有效控制。患者为进一步治疗左侧锁骨转移瘤入院。

既往史：27 年前曾因车祸行脾切除手术，有输血史。

【体格检查】

神志清，精神可，皮肤、巩膜无黄染，肝掌（+），左侧锁骨外侧局限性隆起，轻度压痛，无皮肤红肿，无皮肤温度增高。双肺呼吸音清，未闻及干、湿性啰音，心率 80 次 / 分，心律齐，各瓣膜听诊区未闻及病理性杂音。腹平软，无压痛和反跳痛，Murphy 征阴性，肝脾肋下未触及，移动性浊音阴性。双下肢无水肿，神经系统未见异常。

【辅助检查】

WBC 6.06×10^9/L，RBC 5.19×10^{12}/L，HGB 156.0 g/L，PLT

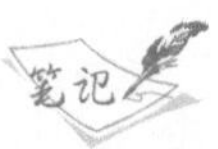

161.0 × 10^9/L。ALT 14.6 U/L，AST 24.7 U/L，TBIL 18.7 μmol/L，DBIL 8.6 μmol/L。AFP 3464 ng/mL，AFP-L3 661.75 ng/mL，DCP ＞ 75000 mAU/mL。

入院前胸部 CT 示左侧锁骨转移瘤（图 30-1）。

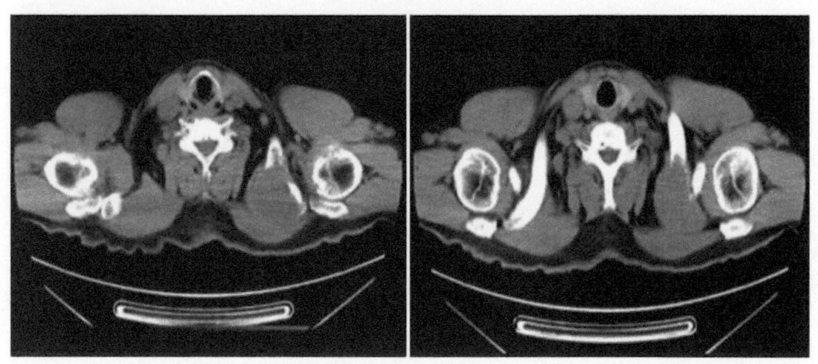

图 30-1　术前 CT

【诊断】

左侧锁骨转移癌，左侧锁骨骨折术后；原发性肝癌，肝动脉导管介入术后，肝肿瘤消融术后；丙型肝炎肝硬化代偿期；脾切除术后。

【鉴别诊断】

（1）锁骨动脉瘤样骨囊肿：是一种良性瘤样膨胀性病变，病因不清，发病率占原发性骨肿瘤的 1.3%，男女发病无差异。发病年龄于 10 ～ 20 岁最多，局部可有肿胀、疼痛及患部的功能障碍等。CT 主要表现为囊状膨胀性骨破坏，其内充满液体密度，均质，无钙化，可见骨性间隔。局部骨皮质变薄，骨骼膨大。增强扫描可见粗大的供血血管，病灶可见斑片状明显强化。囊内可显示有液气液平面，上为水样低密度，下为略高密度。本例患者基础疾病为原发性肝癌，CT 无上述表现，故排

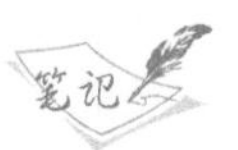

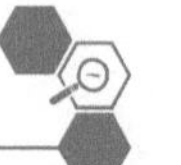

除本诊断。

（2）骨肉瘤：骨肉瘤是较常见的恶性骨肿瘤，好发于青少年，分为多个亚型，其中以普通型最为多见。发病部位多位于四肢长骨干骺端，以膝关节周围最为常见，锁骨骨肉瘤相对较少见，通常X线平片即可做出诊断，主要表现为骨质破坏、骨膜反应、瘤骨及软组织肿块。该病例为中年男性，其CT检查不符合上述表现，通过结合病理检查，可排除该诊断。

（3）锁骨骨巨细胞瘤：该病多见于20～40岁成人，临床起病缓慢，病程较长，局部常有间歇性钝痛，肿瘤较大者可有局部肿块、压痛和关节功能障碍等。X线典型表现为肥皂泡样外观，周围骨壳光滑完整时多为良性，若边缘模糊或有虫蚀样骨皮质破坏，周围软组织肿块发展迅速和出现骨膜反应，常提示有恶变。该病CT检查不符合上述表现，结合病理检查，可排除该诊断。

【治疗】

CT引导下左侧锁骨转移瘤氩氦刀冷冻消融（图30-2）。

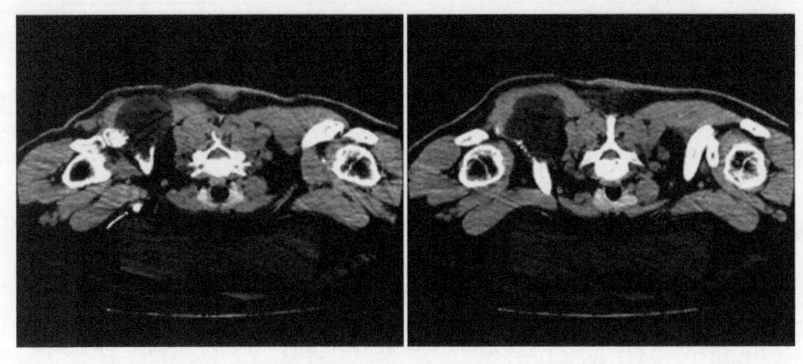

图30-2　术后CT

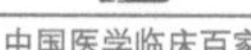

【随访】

术后 1 个月增强 CT 复查：原肿瘤消融区较前明显缩小，未见残余灶。

病例分析

针对锁骨转移灶治疗，可以考虑手术切除、放射治疗和消融等局部治疗方法及全身治疗等。该患者在充分知情的情况下，选择局部消融治疗。常见消融方法包括射频消融、微波消融、冷冻消融等。因患者病灶位于锁骨，热消融治疗痛感会非常明显，故选择术中基本无痛感的冷冻消融。为充分消融病灶，故冷冻探针不宜过少，是为确保冰球充分覆盖肿瘤。此外，因病灶位置表浅，冷冻消融时应充分注意局部皮肤及组织的防护，包括防止冻伤。

病例点评

作为微创治疗方法之一，冷冻消融技术是一种纯物理性的消融技术。因其示踪性好、消融范围可控、疗效好、安全性高等优点，影像学引导下冷冻消融治疗骨与软组织肿瘤已得到广泛应用。但其对技术要求较高，会存在一些潜在的治疗风险，甚至可能发生致残或危及生命安全的严重并发症。

Tuncali 等用 MRI 引导下氩氦刀治疗 22 例骨转移瘤患者，共计 27 处病灶，术后平均随访 19.5 周，结果显示其中 24 处肿瘤坏死率超过 76%，3 处为 51% ～ 76%。报道认为使用影像引

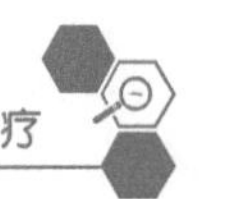

导下氩氦刀治疗骨转移瘤疼痛患者安全有效。

我们报道了 8 例骨转移癌行氩氦刀冷冻消融治疗结果。这 8 例患者共有 11 处骨转移癌部位，肿瘤直径为 2.0 ～ 11.2 cm，且均有不同程度的疼痛症状，其中 3 例患者出现局部肢体活动受限。8 例患者在 CT 引导下成功施行 15 次氩氦刀冷冻消融治疗。患者术后疼痛症状均有明显缓解，3 例局部肢体活动受限的患者术后症状消失。术后随访结果显示，除 1 例患者复发再治疗外，其余患者随访 2 ～ 17 个月均未出现复发。我们采用 CT 作为影像引导，其优势为：CT 图像密度分辨率高，可清晰显示进针路径、电极针与肿瘤及周围组织的关系；穿刺无死角；可根据消融后组织形成的冰球产生的低密度区来评价肿瘤损毁的大概范围。我们认为，氩氦刀冷冻消融治疗骨转移癌后不仅可控制肿瘤生长，改善患者的疼痛症状，也可以提高患者的生存质量。

（孙　玉　袁春旺　崔石昌）

参考文献

[1] 张啸波，肖越勇，张肖，等 . CT 引导下适形冷冻消融治疗溶骨性转移瘤 [J]. 中国介入影像与治疗学，2017，14（2）：74-77.

[2] 张啸波，肖越勇，李成利 . 影像学引导骨与软组织肿瘤冷冻消融治疗专家共识 2018 版 [J]. 中国介入影像与治疗学，2018，15（12）：711-716.

[3] TUNCALI K，MORRISON P R，WINALSKI C S，et al. MRI-guided percutaneous cryotherapy for soft-tissue and bone metastases：initial experience[J]. AJR Am J Roentgenol，2007，189（1）：232-239.

[4] 李建军，郑加生，崔雄伟，等 . CT 引导氩氦刀冷冻消融治疗骨转移癌的临床疗效初探 [J]. 当代医学，2012，18（18）：35-36.

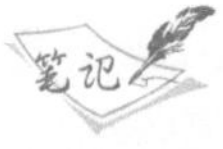

病例31　CT引导下射频消融术治疗肝血管内皮瘤

病历摘要

【基本信息】

患者，男，48岁，主因“发现肝内占位1月余”于2018年10月15日11：30入院。

现病史：1个月前体检时发现肝内多发占位，无乏力、消瘦、全身不适，无皮肤、巩膜黄染，无恶心、呕吐。于哈尔滨某医院就诊，行腹部超声提示脂肪肝伴肝内多发实性占位，超声造影提示肝内多发转移瘤，化验肿瘤标记物AFP、CEA均正常，行腹部增强CT提示考虑肝内多发转移瘤、脂肪肝。进一步行穿刺活检提示局灶性纤维组织增生，内见少许核异质细胞，周边肝组织性质不明。同时行胃镜提示慢性非萎缩性胃炎，肠镜未提示异常。后转至长春某医院行PET-CT检查提示肝左、右叶多发高代谢灶，延迟显像代谢进一步增高，考虑为恶性，并伴有肝门部淋巴结转移灶。今为求进一步诊治入院。

既往史：体健。

【体格检查】

神志清，精神可，皮肤、巩膜无明显黄染，肝掌（–），蜘蛛痣（–），双肺呼吸音清，未及干、湿性啰音，心律齐。腹平软，无压痛及反跳痛，肝脾肋下未触及，移动性浊音阴性，双

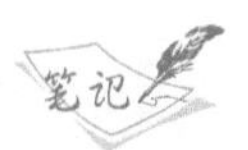

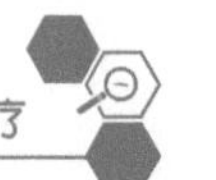

下肢无水肿，扑击征及踝阵挛（–）。

【辅助检查】

实验室检查：WBC 7.83 × 10^9/L，RBC 4.46 × 10^{12}/L，HGB 140.0 g/L，PLT 294.0 × 10^9/L。ALT 21 U/L，AST 14.5 U/L，TBIL 117.9 μmol/L，DBIL 6.10 μmol/L。AFP 3.66 ng/mL，AFP-L3 30.605 ng/mL，DCP ＞ 26 mAU/mL。

影像学检查：见图 31-1。

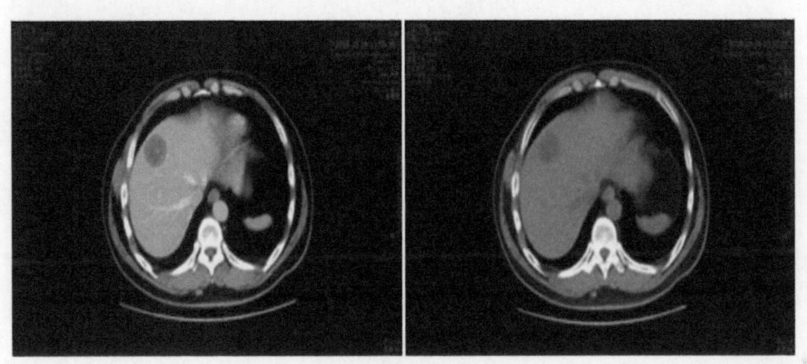

图 31-1　术前 CT

【诊断】

肝占位病变性，质待定；脂肪肝；慢性胃炎。

【鉴别诊断】

（1）肝转移瘤：患者多有明确的原发肿瘤病史，一般无乙肝或丙肝病史，AFP 一般不高，病灶一般多发。超声检查多表现为不均匀中、低回声。CT 平扫一般表现为低密度区，边界欠清，增强扫描多表现为乏血供特点，强化不明显，典型者呈“牛眼征”。MRI 平扫 T_1WI 表现为稍低信号，T_2WI 表现为稍高信号，增强扫描同样表现为乏血供特点。肝动脉造影病灶染色多不明显。本例患者无肝外肿瘤病史，肝内病灶增强扫描明

显强化，可排除肝转移瘤诊断。

（2）肝血管瘤：是肝脏最常见的良性病变，患者多无明显临床症状。超声检查多表现为不均匀强回声。CT 平扫一般表现为边界清晰的低密度区，增强扫描多表现“慢进慢出”、向心性强化及延迟强化的特点。MRI 平扫表现为长 T_1、长 T_2 信号，尤在 T_2WI 上表现为“高灯征”的特点，增强扫描表现为“慢进慢出”的强化特点。肝动脉造影表现为病灶边缘强化、“树上挂果征”等特点。本例患者肝内病灶动脉期明显强化，门脉期呈低密度改变，可除外肝血管瘤诊断。

（3）肝囊肿：肝囊肿为肝脏先天性病变，患者多无自觉症状，超声检查一般表现为均匀无回声。腹部 CT 平扫呈囊性低密度区，增强扫描无强化。腹部 MRI 平扫表现为更明显的长 T_1、长 T_2 信号，增强扫描无强化。本例患者肝内病灶平扫呈实性密度区，增强扫描明显强化，可除外肝囊肿诊断。

【治疗】

肝动脉化疗栓塞联合分次消融治疗（图 31-2）。

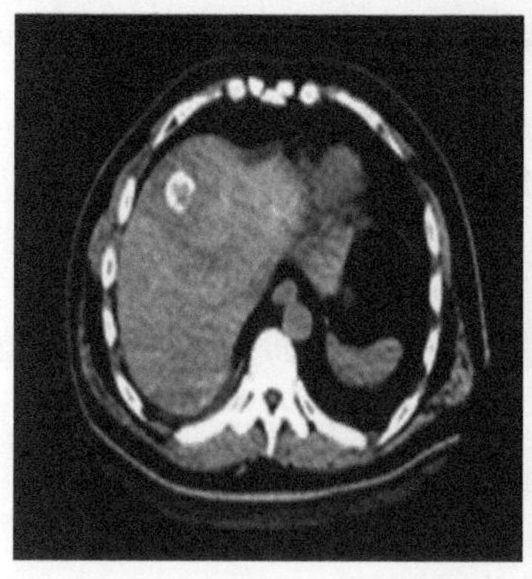
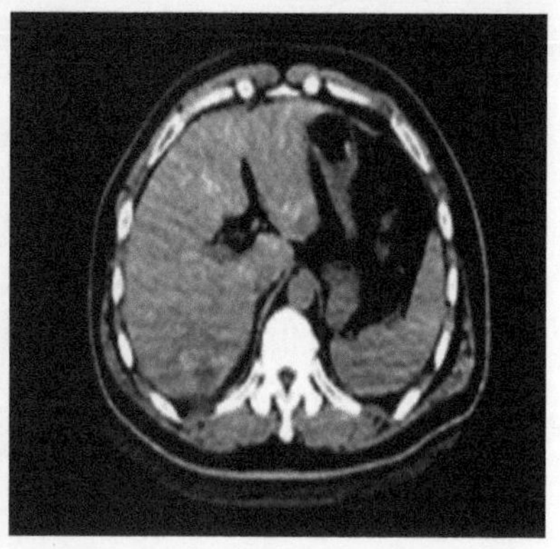

图 31-2　术后 CT

【随访】

术后 3 个月随访未见明确复发灶及残余灶。

病例分析

患者既往无慢性肝炎病史，入院时腹部增强 CT 提示考虑肝内多发转移瘤、脂肪肝。该患者肿瘤标志物正常。行肝脏占位穿刺活检，病理提示：上皮样血管内皮瘤，符合肝上皮样血管内皮瘤诊断。病情分析：血管内皮细胞瘤是起源于血管内皮细胞的恶性肿瘤。该患者为多发肿瘤，属低度恶性，不宜行手术切除，因此于我中心行 TACE 联合射频消融治疗，辅以免疫支持治疗，最终达到根治性治疗的目的。

病例点评

血管内皮细胞瘤是起源于血管内皮细胞的恶性肿瘤，一般根据其肿瘤组织形态细胞分化程度分为两级：Ⅰ级是中间型（低度恶性），细胞分化较好，多无转移；Ⅱ级是血管肉瘤，分化差，高度恶性，转移率高，死亡率高。两者均可以有单发和多发的表现。

肝脏上皮样血管内皮瘤为罕见的血管源性低度恶性肿瘤，恶性程度通常介于良性血管瘤和恶性血管肉瘤之间。MRI 检查肝内病灶 T_1WI 呈低信号，T_2WI 呈稍高信号，增强扫描呈渐进性强化或呈环状强化，部分可见“包膜回缩征”或“棒棒糖征”。“包膜回缩征”可能与肿瘤内部胶原纤维收缩牵拉邻近肝包膜

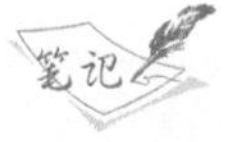

有关。“棒棒糖征”是因起源于静脉血管，肿瘤容易沿起源血管、肝静脉或门静脉系统分支侵袭，导致这些血管腔变窄或发生闭塞。肝上皮样血管内皮瘤主要需与肝癌、转移瘤、胆管细胞癌及血管肉瘤等鉴别。

传统治疗主要以手术治疗为主，通过手术彻底切除瘤体。肿瘤为Ⅰ级的患者，5年生存率为95%～100%，Ⅱ级的也能达60%～70%。由于此病例肝左、右叶多个病灶，最大直径＜5 cm，所以不适合进行手术治疗，而适合微创TACE和RFA联合治疗，这也是一种能实现完全消融治疗的手段。

（史勤生　龙　江　钱智玲）

参考文献

[1] 任洪伟，安维民，刘渊，等. 肝脏上皮样血管内皮瘤MRI表现分析[J]. 肝脏，2018，23（2）：19-22.

[2] 叶枫，蒋力明，宋颖，等. 肝脏上皮样血管内皮瘤的影像学特征[J]. 中华消化外科杂志，2017，16（2）：201-206.

[3] 丛振杰，王彬，林俊东，等. 肝脏上皮样血管内皮细胞瘤的影像学检查特征[J]. 中华消化外科杂志，2015，14（10）：870-874.

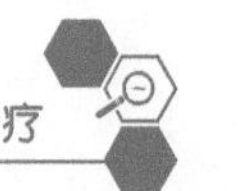

病例 32 CT 引导下微波消融术治疗肝血管内皮瘤

病历摘要

【基本信息】

患者，男，79 岁，主因“食欲减退 4 月余，肝区疼痛、嗜睡 1 月余，发现肝占位 1 周。”于 2015 年 6 月 24 日 14：00 门诊以“肝占位”收入院。

现病史：患者于入院前 4 个月出现食欲减退，伴有消瘦，肝区疼痛，无恶心、呕吐，无腹胀、腹痛。1 个月前开始出现肝区疼痛、嗜睡，就诊于当地医院行胃镜检查提示慢性浅表性胃炎，行肝脏超声及肝脏增强 CT 检查提示：囊腺癌或囊腺瘤，未治疗。今为求进一步治疗来我科。

既往史：体健。

【体格检查】

皮肤、巩膜无黄染。胸廓对称，双肺呼吸音清，未闻及明显干、湿性啰音，心律整齐，无杂音。全腹软，无压痛、反跳痛，无肌紧张，肝脾肋下未触及，移动性浊音阴性，肠鸣音 4 次 / 分，双下肢无水肿。背部可见一直径 4 cm 肿物。

【辅助检查】

WBC 5.77×10^9/L，RBC 3.75×10^{12}/L，HGB 101 g/L，PLT 334×10^9/L。ALT 23.1 U/L，AST 29.4 U/L，TBIL 5.9 μmol/L，

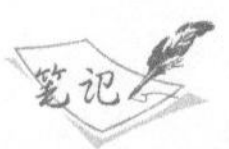

GLU 4.76 mmol/L。CEA 1.3 ng/mL，CA19-9 11.41 U/mL，CA72-4 18.31 U/mL。PTA 92%。

术前影像学检查（2015-6-29）（图 32-1）：肝左叶可见 58 mm×42 mm 大小结节，内部密度不均。术中、术后影像见图 32-2 和图 32-3。

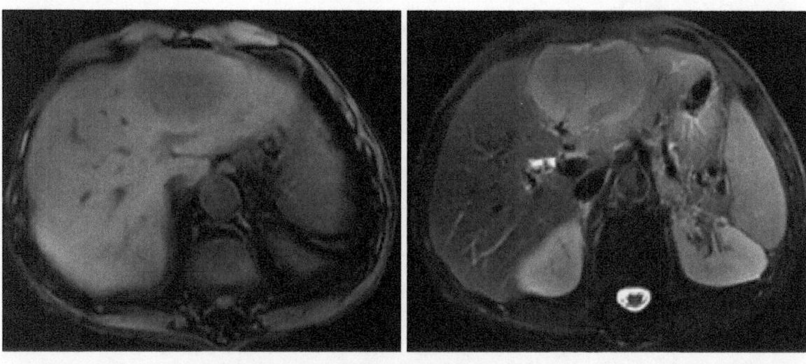

图 32-1　术前 CT（2015-6-29）

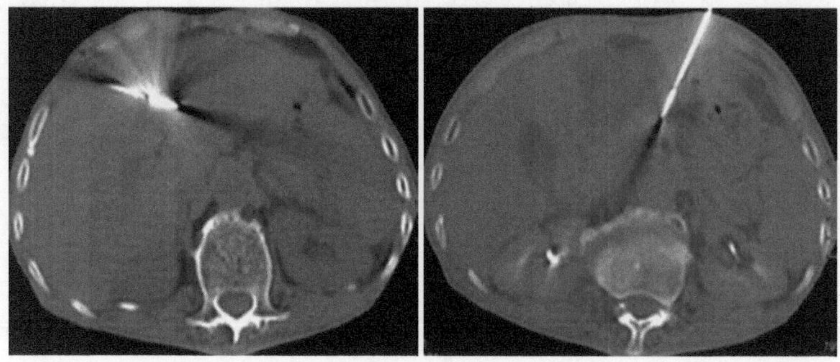

图 32-2　术中 CT（2015-7-7）

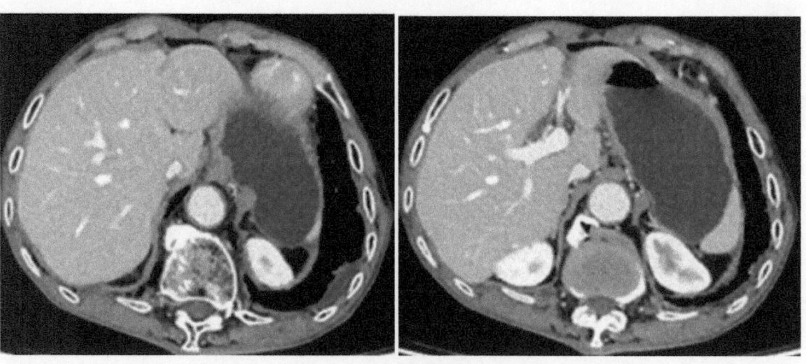

图 32-3　术后 CT（2018-9-12）

【诊断】

肝占位，背部占位；慢性浅表性胃炎。

【鉴别诊断】

（1）肝血管瘤：肝血管瘤为良性病变，AFP 阴性，根据 B 超及 CT 可鉴别，此病可排除。

（2）肝脓肿：患者多有发热史，血常规示白细胞及中性粒细胞升高，根据 B 超及 CT 可鉴别，此病可排除。

（3）原发性肝癌：多有乙肝、丙肝或长期大量饮酒史，化验多有甲胎蛋白升高，腹部 CT 多有“快进快出”的典型表现。

【治疗】

入院后完善相关检查，行肝组织活检提示上皮样血管内皮瘤，先后行微波消融治疗 2 次，术后予以保肝等治疗。

【随访】

术后定期随访患者 3 年，至今肝内未见新发及复发病灶。

病例分析

鉴于肝上皮样血管内皮瘤是一种罕见的恶性肿瘤，目前尚无被患者普遍接受的治疗方案。当前可采取的治疗措施包括手术切除、肝移植、放化疗、免疫调节剂治疗、经肝动脉化疗栓塞等。有国外学者报道，进行根治性切除的肝上皮样血管内皮瘤患者 5 年生存率可达到 55%，但肝切除不适用于所有患者，对于不能行肝切除患者，肝移植是重要的治疗选择。国内肝移植治疗肝上皮样血管内皮瘤的经验不多，文献仅报道了 7 例。

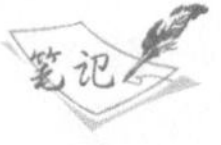

李建军等认为TACE联合MWA治疗肝上皮样血管内皮瘤有较好的治疗效果。以上治疗方法被认为是适用于无法进行肝切除或肝移植的病例中，若肝上皮样血管内皮瘤患者可行肝切除或肝移植，这两种手术方式仍是首选治疗方案。此例患者因不愿意行肝切除，同时家中经济条件差，不同意行肝移植术，我们实施了肝动脉栓塞联合MWA治疗，随访4年，患者肝内无新发灶及复发灶。

病例点评

肝血管内皮瘤是一类来源于血管内皮细胞的肿瘤，临床较少见，其恶性程度介于血管瘤和血管内皮肉瘤之间，属于低度恶性肿瘤。世界卫生组织将上皮样血管内皮瘤归类为具有转移潜能的局部侵袭性肿瘤，多发生于浅表或深部软组织，也可见于骨骼、肺、脑、小肠等。原发于肝脏的上皮样血管内皮瘤罕见，人群每年发病率低于0.1/10万，其中女性多见，平均发病年龄为43.5岁。病因尚不明确，有学者总结可能与口服避孕药、性激素失调、氯乙烯接触史、肝脏外伤、饮酒、病毒性肝炎及肝移植后长期服用免疫抑制剂等因素有关。该病起病隐匿，临床表现缺乏特异性，可有全身症状（乏力、纳差、间断性呕吐、右上腹痛、体质量下降）和肝脾大，严重时可出现黄疸、门静脉高压症和肝功能衰竭等，如果肿瘤侵犯肝静脉可出现布加综合征。

该病超声表现大多为多发病灶，呈等、低回声改变，病灶中心常因合并间质黏液变、囊变和（或）坏死而出现更低回声

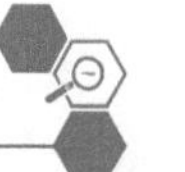

或无回声。CT 和 MRI 的表现主要与肿瘤细胞的分布特点、纤维硬化区的多少及原始血管的成熟度密切相关。早期可见肝内单发或多发的软组织结节，边界尚清晰，MRI 平扫 T_2WI 呈高信号、T_1WI 呈低信号，CT/MRI 动态增强扫描呈延迟强化是肝血管内皮瘤较为典型的影像学表现；少数为动脉期周边呈显著强化，静脉期及延迟期对比剂不消退，呈现由边缘向中央递进强化；部分病灶与其边缘的肝静脉或门静脉相连形成“棒棒糖征”。随着病情进展，肝内病灶可增多、相互融合成片、纤维化，最终导致继发性肝硬化。

本例患者尚属早期，CT 及 MRI 可见肝内多发小结节影，增强 CT 动脉期未见明显异常强化灶，静脉期及延迟期病灶边缘隐约可见强化。增强 MRI 动脉期病灶周边可见强化，静脉期及延迟期持续强化，基本符合常见影像学表现。病理学检查镜下肿瘤组织由伴纤维硬化的少细胞区和富细胞区相间构成，肿瘤呈条索状、小巢状生长，浸润周围肝组织，可在脉管内形成乳头状或肾小球状样结构。肿瘤细胞由圆形、卵圆形上皮样细胞和梭形、多角形树突状细胞构成，瘤细胞胞质丰富，呈嗜酸性，具有特征性的胞质内空泡血管腔，内可见单个或数个红细胞。间质可呈玻璃样变、黏液样变，苏木精 – 伊红染色呈粉红色，免疫组织化学结果显示肿瘤细胞 CD31、CD34 和Ⅷ因子阳性有助于诊断。

该病较为罕见，低度恶性，预后较好，治疗方法报道较少。一般单发者行外科手术，多发者行放、化疗，弥漫性者行肝移植。我中心结合文献资料及本例病患特点，讨论后行 TACE 联合 MWA 治疗，术后患者腹痛症状缓解，随访 4 年，

患者肝内无新发灶及复发灶。此方案为该病的治疗提供了新的思路和方法。

（扈彩霞　王海燕　李建军）

参考文献

[1] YOUSAF N，MARUZZO M，JUDSON I，et al. Systemic treatment options for epithelioid haemangioendothelioma：the royal marsden hospital experience[J]. Anticancer Res，2015，35（1）：473-480.

[2] 周丽莎，翟凤仪，董帜，等．肝脏上皮样血管内皮瘤的 CT 和 MRI 表现 [J]. 临床放射学杂志，2015，34（3）：402-405.

[3] 赵岭，吴景艳，任贺．肝上皮样血管内皮瘤患者超声造影特征分析 [J]. 实用肝脏病杂志，2018，21（3）：473-474.

[4] 张小龙，曹佳颖，王文平．肝上皮样血管内皮瘤超声造影表现 [J]. 肿瘤影像学，2015，24（4）：317-318.

[5] 韩刚，赵洪．肝脏上皮样血管内皮瘤的 CT 和 MRI 特征 [J]. 世界最新医学信息文摘，2016，16（63）：166.

[6] 李建军，朱桐，杨晓珍，等．肝上皮样血管内皮瘤肝动脉栓塞联合微波消融治疗效果初步分析 [J]. 北京医学，2017，39（12）：1209-1212.

[7] 陈梅桂，赖清泉．肝上皮样血管内皮瘤的诊治进展 [J]. 山东医药，2018，58（41）：92-95.

[8] 顾东岳．经皮超声引导下多发肝上皮样血管内皮瘤热消融治疗 1 例 [C]// 中国超声医学工程学会，中国超声医学工程学会第十二届全国腹部超声医学学术大会论文汇编．2018：2.

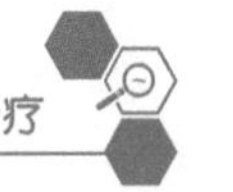

病例33 CT引导下纳米刀消融治疗胰腺癌

病历摘要

【基本信息】

患者，男，55岁，主因“乏力伴皮肤、巩膜黄染4月余”于2015年10月19日入院。

现病史：4个月前无明显诱因出现全身乏力，不能坚持日常活动，后逐渐出现皮肤、巩膜黄染，尿色变黄，就诊于某医院，当时完善检查，包括化验及腹部CT检查（具体不详），诊断为“梗阻性黄疸，壶腹周围癌”。拟行壶腹周围癌切除术治疗，术中发现壶腹部肿物与周围血管等粘连，无法手术切除，遂行胆肠吻合术+胆囊切除术，术后反复出现胆系感染，予以积极抗感染治疗后可好转。1周前行全身PET-CT检查提示腹腔内多发淋巴结转移、切口处转移、胰腺间隙转移等。因无法行手术治疗，遂于我科门诊就诊，后为进一步诊治来我院。

既往史：3个月前因壶腹周围癌行胆肠吻合术治疗。

【体格检查】

体温36.5 ℃，脉搏72次/分，神志清，精神可，浅表淋巴结未触及肿大，心音有力，心律不齐，各瓣膜听诊区未闻及病理性杂音，双肺呼吸音清，未闻及干、湿性啰音，腹软，无压痛及反跳痛，肝脾肋下未触及，移动性浊音阴性，双下肢无

水肿，神经系统查体无异常。

【辅助检查】

实验室检查：WBC 6.8 × 10^9/L，HGB 139 g/L，PLT 273 × 10^9/L。ALT 51.9 U/L，AST 48.8 U/L，TBIL 7 μmol/L，DBIL 3.2 μmol/L。PTA 100%，PT 11.3 s。CA19-9 206.8 U/mL，余正常。

影像学检查：见图 33-1。

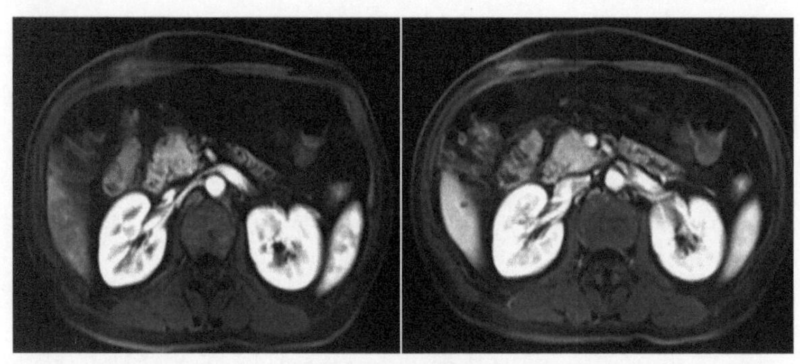

图 33-1　术前 CT

【诊断】

壶腹周围癌，腹腔内淋巴结转移，切口处皮下转移，胰腺周围转移；胆囊切除术后；胆肠吻合术后。

【鉴别诊断】

（1）胰头癌：是起源于胰腺头部的恶性程度极高的消化系统肿瘤。我们通常所说的胰腺癌是指胰腺的外分泌肿瘤，其约占胰腺恶性肿瘤的 90% 以上。最常见的临床表现为腹痛、黄疸和消瘦。

（2）转移性胰腺癌：肺、乳腺、卵巢、前列腺、肝、肾和胃肠道的癌肿均可转移到胰腺。胰腺是转移癌的好发部位。转移性胰腺癌的 CT 表现多种多样，大致分为 3 种情况，即单发

不规则肿物、多发肿物和胰腺弥漫性肿大。其中以单发肿物最多见，而单发肿物多位于胰头部。转移灶的大小依检查时间不同各异，其形态大多呈不规则状，部分可见分叶，密度上表现为低密度及等密度，但以低密度为主。形态与密度改变没有明显特异性。

（3）胆总管结石：是指位于胆总管内的结石，大多数为胆色素结石或以胆色素为主的混合结石，好发于胆总管下端。主要是胆总管梗阻和相伴发生的急性化脓性胆管炎，在结石有效清除以前，症状反复发作。最典型的临床表现是上腹绞痛和穿背痛及寒战、高热和随后发生的黄疸三大组症状。

【治疗】

全麻下壶腹部周围癌纳米刀消融治疗。

2015 年 10 月 21 日行全麻下壶腹部周围癌纳米刀消融术治疗（图 33-2）。

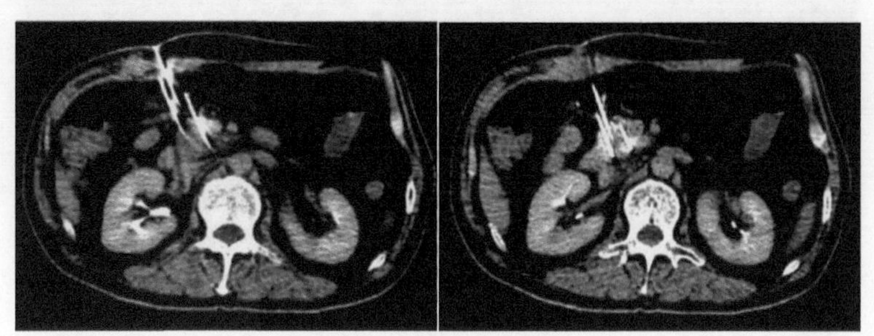

图 33-2　术后影像学

患者因全麻后辅以气管插管、呼吸机辅助呼吸，术后转至 ICU 病房观察，24 小时后患者病情平稳，拔除气管插管，返回介入科病房。患者术后急查血常规、肝功能生化、血尿淀粉酶等指标，提示血常规：WBC 22.93×10^9 /L，N% 95.7%，肝功

能生化指标基本在正常范围，血、尿淀粉酶异常升高，分别升至 1237.8 U/L、6940 U/L。同时患者清醒后表现为频繁呃逆、上腹部疼痛，考虑患者消融术后急性胰腺炎表现，继续予以禁食水，同时予以加强抗感染、奥曲肽输注抑制胰酶分泌及补液支持治疗。经过 5 天积极治疗，患者症状缓解，血、尿淀粉酶下降至正常，血常规示：WBC 14.34×10^9/L，N% 89%，开始进食进水，同时继续积极抗感染治疗。1 周术后腹部 MRI 如图 33-3 所示。术后 10 天复查患者 CA19-9 为 151.4 U/mL，较术前下降。治疗过程中患者因发热多次查血培养，其中 1 次为阳性（术后 2 周），提示阴沟肠杆菌，根据药敏情况调整抗生素，后患者病情逐渐好转。术后 1 个月化验血常规等指标均正常，CA19-9 降至 75.6 U/mL。患者病情平稳出院。

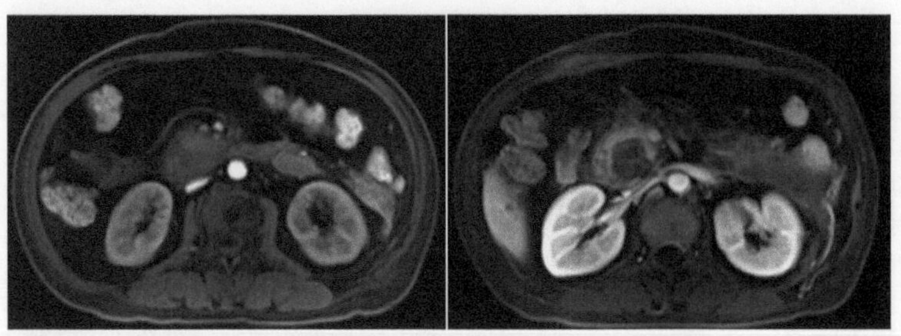

图 33-3 术后 1 周腹部 MRI（2015-10-29）

【随访】

此后患者定期随访，各项指标检查均在正常范围。（复查腹部 MRI 检查如图 33-4 至图 33-6）

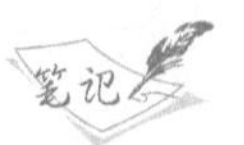

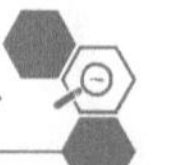

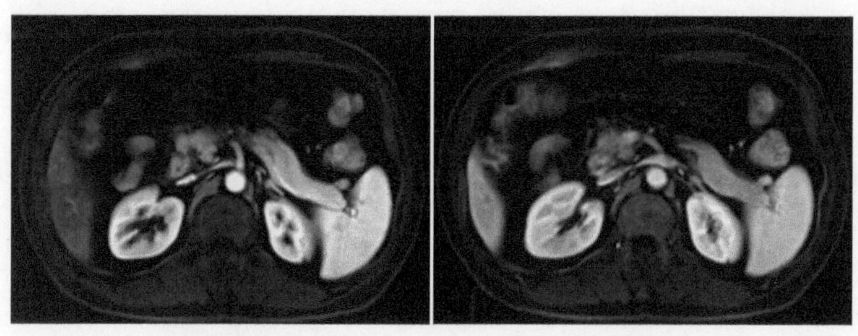
图 33-4　术后 1 年腹部 MRI（2016-10-8）

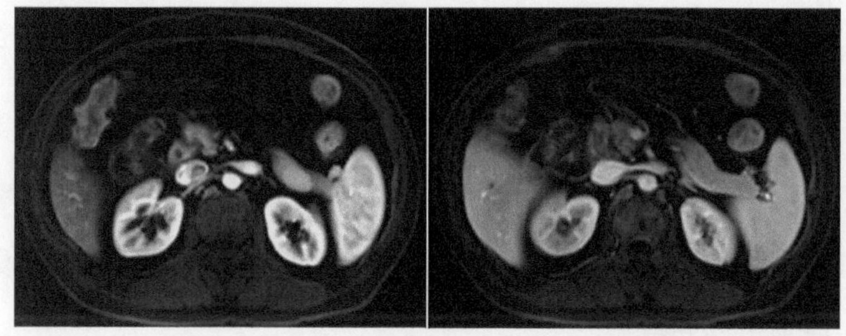
图 33-5　术后 2 年腹部 MRI（2017-10-18）

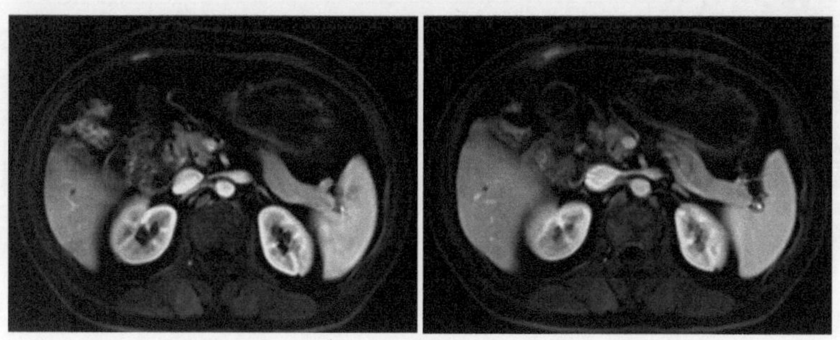
图 33-6　术后 3 年腹部 MRI（2018-9-18）

病例分析

该患者为中老年男性，主因“乏力，伴皮肤、巩膜黄染 4 月余”于 2015 年 10 月 19 日入院。该患者首次于某医院就诊，

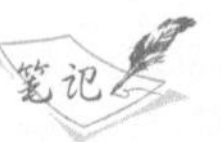

综合化验及腹部 CT 检查，诊断为“梗阻性黄疸，壶腹周围癌”。拟行壶腹周围癌切除术治疗，术中发现壶腹部肿物与周围血管等粘连，无法手术切除，遂行胆肠吻合术 + 胆囊切除术，术后反复出现胆系感染，后以积极抗感染治疗后好转。外院行全身 PET-CT 检查提示腹腔内多发淋巴结转移、切口处转移和胰腺间隙转移等。因无法行手术治疗，遂于我科门诊就诊。

纳米刀又称不可逆电穿孔技术，是一种新型局部消融治疗手段。该技术最大的优势就是在消融肿瘤的同时能最大程度地保护肿瘤周围正常组织，很适合行危险部位的肿瘤消融治疗。该患者采用纳米刀达到局部消融肿瘤，复查 2 年无肿瘤新发，达到治愈的目的。

病例点评

壶腹周围癌是生长在 Vater 壶腹、十二指肠乳头、胆总管下端、胰管开口处及十二指肠内侧壁癌的总称。CT 显示肿瘤与周围胰腺、腹主动脉及肠系膜血管的关系，对壶腹周围癌诊断准确率达 88.9%，但 CT 对直径较小的壶腹周围癌、周围浸润、淋巴结和肝内小转移灶的诊断准确性较低。磁共振胰胆管成像能更清楚地显示胰管、胆管，也能更直观地判断梗阻部位，具有较高的敏感性、特异性和准确性。常规 MRI、磁共振胰胆管成像对壶腹周围肿块诊断率分别为 93.6%、92.2%，而二者联合诊断准确率达 98.7%。

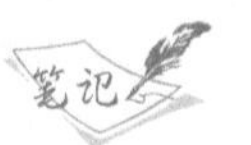

壶腹周围癌常规外科采用 Whipple 手术，切除壶腹肿瘤，

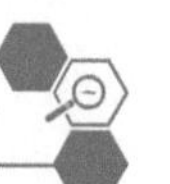

然后实行胆肠吻合，必要时结合化疗。可切除的壶腹周围癌患者，术后给予辅助放化疗，患者 5 年总生存率为 35.6%。若不能手术，可行放疗联合化疗。采用以吉西他滨为主的单纯化疗或联合放疗治疗晚期壶腹周围癌，结果显示可使部分患者临床获益，1 年生存率达 43%。纳米刀消融原理是通过一定强度的高压脉冲电场使肿瘤细胞膜表面产生小孔，即通过细胞的不可逆电穿孔作用使细胞内物质通过小孔流至胞外造成细胞凋亡，对于毗邻大血管、胆管、神经等重要组织的肿瘤可直接进行消融。此例行 1 次纳米刀达到完全消融。

（赵　鹏　龙　江　钱智玲）

参考文献

[1] 许建兴，郑建刚，龚波，等 . 64 层螺旋 CT 增强扫描对较小壶腹周围癌的诊断价值探讨 [J]. 中国临床医学影像杂志，2014，25（2）：133-135.

[2] 马果丰，刘刚，李艳华，等 . 超声、CT 及 MR 在诊断胆总管下段疾病中的对比研究 [J]. 临床超声医学杂志，2014，16（5）：353-355.

[3] 陈红桃，曹新生，彭剑敏，等 . MRCP 和 ERCP 对壶腹周围癌的诊断 [J]. 临床放射学杂志，2012，31（9）：1283-1286.

[4] 夏念信，邱宝安，祝建勇，等 . 肝外胆道恶性肿瘤切除术后辅助放化疗的临床观察 [J]. 转化医学杂志，2013，2（5）：290-294.

[5] 王涛，刘宏，胡鹏，等 . 化疗联合放射治疗对不能手术的壶腹周围癌患者的疗效观察 [J]. 中华肝胆外科杂志，2012，18（9）：688-691.

附录
肝病与肿瘤介入治疗护理要点

TACE 护理

一、适应证和禁忌证

【适应证】

（1）Ⅱb 期、Ⅲa 期和Ⅲb 期的部分患者，肝功能分级为 Child-Pugh A 或 B 级，ECOG 评分为 0 ～ 2 分。

（2）可以手术切除，但由于其他原因（高龄、严重肝硬化等）不能或不愿意手术切除的Ⅰb 期和Ⅱa 期患者。

（3）多发结节型肝癌。

（4）门静脉主干未完全阻塞或虽完全阻塞但肝动脉与门静脉间代偿性侧支血管形成。

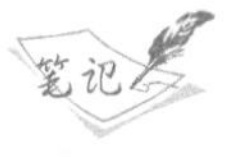

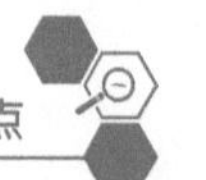

（5）肝肿瘤破裂出血或肝动脉–门静脉分流造成门静脉高压出血。

（6）控制局部疼痛、出血及栓堵动静脉瘘。

（7）肝癌切除术后，数字减影血管造影可以早期发现残癌或复发灶，并予以介入治疗。

【禁忌证】

（1）肝功能严重障碍（Child-Pugh C 级），包括黄疸、肝性脑病、难治性腹水或肝肾综合征。

（2）凝血功能严重减退，且无法纠正。

（3）门静脉主干完全被癌栓堵塞，且侧支血管形成少。

（4）合并活动性肝炎或严重感染且不能同时治疗者。

（5）肿瘤远处广泛转移，估计生存期＜3 个月者。

（6）恶病质或多器官功能衰竭者。

（7）肿瘤占全肝比例≥ 70% 癌灶（如果肝功能基本恢复，可以考虑部分栓塞）。

二、术前护理

【心理护理】

由于患者及家属对介入治疗不了解，作为护理人员应表现出热情、关怀、理解及和蔼可亲的态度，关心患者的思想状况，通过亲切交谈，观察他们的情绪变化，做好思想工作，取得患者的理解、同意及配合。术前要详细地向患者及家属说明此手术的目的、优越性、意义、操作过程、术中配合注意事项、会产生哪些不适的反应、药物的不良反应等，也可以请手术成功的患者亲自介绍体会，或给患者一些宣传图片等资料，

使患者对手术过程有大概的了解，消除患者的思想顾虑，稳定患者情绪，使之处于接受治疗的最佳状态，最大限度地减少由于心理因素导致的治疗负效应。

【营养支持】

术前增加营养，提高机体的抵抗力和耐受力，保证介入治疗的顺利进行，指导患者进食高蛋白、高热能、高维生素、低脂肪，以及易消化的食物，如新鲜牛奶、豆浆、水果、鸡蛋等。

【制订护理计划】

根据患者的病情及 ADL 评分进行基本情况的评估，根据介入治疗方法、年龄、性别、文化层次、心理状况及患者现存、潜在的护理问题，制订相应的护理措施以保证介入治疗安全。

【开展护士术前访视】

有利于护士全面了解患者的情况，能在介入治疗术中及时发现和处理护理问题，并预防并发症的发生，同时加强护患沟通，有利于减少患者的恐惧心理，使手术顺利实施。

【疼痛的护理】

需要行介入治疗的晚期肿瘤、血栓形成、急性出血等的患者，都有不同程度的疼痛症状。护士应评估疼痛的病因、诱因、性质、部位、持续时间，动态观察疼痛的变化，做好疼痛评估工作，可在介入治疗前 6 ～ 10 h 使用芬太尼透皮贴剂，预防术后疼痛的发生。疼痛发生时，做好相应的护理，如协助患者取舒适卧位，指导患者使用放松技巧，如按摩、缓慢有节奏

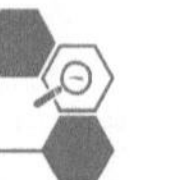

的呼吸、分散注意力等。必要时遵医嘱应用镇痛药，如美施康定、布桂嗪（强痛定）、吗啡、哌替啶（杜冷丁）等，定时做好疼痛评估。

【术前常规准备】

（1）辅助检查：术前协助做好各项常规检查，如血常规，大、小便常规，胸片，心电图，B 超，HIV、HCV、梅毒血清抗体，CT 及 MRI 等，重点是肝功能、肾功能及凝血功能检查。

（2）药物过敏试验：术前应该根据医嘱做好碘剂过敏试验，皮试前护士应了解患者有无过敏史，皮试过程中密切观察患者的病情变化及主诉，准确判断结果并认真记录。

（3）皮肤准备：最常用的穿刺部位为腹股沟区，护士于术前 1 天为患者行双侧腹股沟区及会阴部备皮，并检查穿刺部位皮肤有无感染、破损等。根据疾病所采取的介入治疗要求做好其他部位的皮肤准备，备皮后淋浴，更换清洁衣服，注意观察双侧足背动脉搏动情况，以便于术中及术后做对照。

（4）胃肠道准备：患者介入治疗前 1 天进食易消化饮食，在术日可进食一些易消化的流质或半流质饮食，术前 4 h 禁食，必要时加强营养支持。遵医嘱术前用药，如果采用全麻，需要从术前 1 天晚 20：00 后禁食、禁水，以防止在麻醉后手术过程中出现呕吐，发生误吸。

（5）术前训练患者床上排便，以免术后由于卧床、患者不习惯床上排便而造成尿潴留。对于手术时间长及患有泌尿生殖系统疾病的患者给予留置导尿，在获得清晰的造影图像的同时还可避免术中膀胱过度充盈而导致患者情绪烦躁，从而影响操

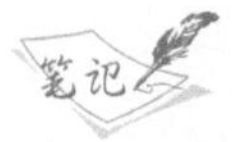

作或因患者尿失禁而污染手术台。

（6）对患者进行屏气练习，即深吸一口气后屏住呼吸 10 ~ 15 s，然后缓慢呼出，使术中数字减影造影时，血管的图像更清晰准确。

【术前一般准备】

（1）测量患者体温、脉搏、呼吸、血压变化，如体温超过 37.5 ℃或血压升高，应通知医生做好相应的处理。

（2）协助患者测量身高、体重，以备术中计算用药剂量。

（3）根据患者病情遵医嘱给予抗生素治疗，以预防感染。

（4）术前晚按医嘱应用镇静药保证患者睡眠。术前 30 min 遵医嘱给予镇静药，如地西泮 10 mg 肌内注射。

（5）进导管室前患者应排空大、小便。

（6）去除患者身上所有金属物品。

【术前手术室物品准备】

（1）备好手术所需的各种注射器、穿刺鞘、导管、导丝、栓塞剂、支架、器械、造影剂或彩色多普勒超声诊断仪等。

（2）各种抢救药物、心电监护、氧气、吸引器、呼吸辅助装置等急救设备均处于备用状态。保持介入手术室内环境清洁、安静。

（3）认真填写介入治疗护理交接单。

三、术中护理

【麻醉方式】

局部麻醉。

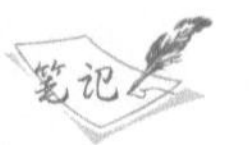

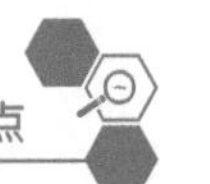

【手术体位】

患者采取平卧位，右手抱头，左手平放于身体一侧，充分暴露脐水平以下、大腿 1/2 水平以上的皮肤消毒部位，同时注意保暖。

【手术步骤及护理配合】

（1）核对患者身份识别信息，协助患者摆放好体位，建立静脉通路，连接心电监护仪，动态监测患者生命体征并记录。

（2）打开无菌手术包，清点并摆放器械，将所需物品置于铺好的无菌台上。

（3）认真检查各种耗材的功能是否完好，用准备好的肝素盐水冲洗各导管导丝，使之处于备用状态，防止术中出现断裂、脱落、漏液等意外。

（4）铺无菌巾，与手术医生再次核对患者身份信息，选择穿刺点（一般在腹股沟韧带下方 1 ～ 2 cm 股动脉搏动最强处），使用 2% 利多卡因做局部浸润麻醉。

（5）行股动脉穿刺，送入导管鞘，将导管插至主动脉弓处，让血管成形，在腹腔干处行腹腔干造影。如肝动脉有变异，则再做肠系膜上动脉造影。

（6）在尽可能超选择性插管至肿瘤供血动脉后，配合医生进行药液的抽吸及化疗药物的配置，遵医嘱准备栓塞剂，医生给予患者先后注射化疗药物及栓塞剂。

（7）密切监测患者生命体征的变化，观察患者面色、意识，并询问患者在灌注过程中有无异常。如发现异常应立即通知医生，配合医生进行救治，并记录于手术护理记录单中。

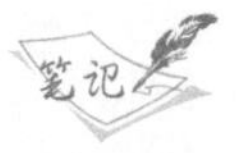

（8）栓塞结束后行肝动脉造影术，以便了解栓塞情况。

（9）手术完毕，拔出导管鞘并加压包扎穿刺处，观察伤口有无渗血、肿胀等。

（10）术毕认真填写介入手术交接单，并与病区护士逐项交接。

四、术后护理

【术后交接班】

病房护士与导管室护士进行交接，交接内容包括：术中病情变化、生命体征、穿刺部位情况，术肢皮肤色泽、温度，双侧足背动脉搏动是否一致等。病房护士用平车将患者护送至病房；如为全麻患者，术后在导管室苏醒，待生命体征平稳后由麻醉师和病房护士共同将患者送回病房，同时认真填写介入治疗护理交接单。

【体位与休息】

根据疾病性质、患者的全身状况及麻醉方式，选择有利于患者康复及舒适的体位。全身麻醉未清醒者应取平卧位，头偏向一侧，避免口腔分泌物和呕吐物误吸入呼吸道。全身麻醉清醒后及局部麻醉者可取仰卧位，抬高头部。动脉穿刺侧下肢伸直并制动 12 ～ 24 h，静脉穿刺者下肢伸直并制动 6 ～ 8 h，以利于血管穿刺点收缩闭合，保持血流通畅，防止血栓形成。肢体制动解除后可左侧或右侧卧位。因患者处于强迫体位时间较长，会导致精神高度紧张，出现严重的不适感并增加了压疮发生的风险，为减轻患者的不适，增加舒适感，护士应指导患者翻身，翻身方法是：患者用手紧压穿刺处向健侧转动体位，避

免术侧屈膝、屈髋。术后需要抗凝治疗的患者，24 h 后可下床活动，一般造影者 12 h 可下床，如果使用 Angio-Seal 血管封堵器者，4 h 可下床活动，所有行介入治疗者均应尽量避免做下蹲及增加腹压的动作。

【穿刺部位的观察及护理】

穿刺点压迫可用 1 kg 的沙袋压迫穿刺部位，动脉穿刺者压迫 6 h，静脉穿刺者压迫 2 ～ 4 h，注意沙袋不能移位。避免剧烈咳嗽、打喷嚏和用力排大便等，以免腹压骤增而导致穿刺点出血。密切观察穿刺部位有无渗血、出血及皮下血肿形成，如有渗出及时更换敷料，保持穿刺部位敷料干燥，防止感染。如皮下淤血、青紫，24 h 后可以开始热敷或用硫酸镁湿敷。

【穿刺侧下肢血循环情况的观察】

密切观察足背动脉搏动是否减弱或消失、皮肤色泽是否苍白及温度是否下降、毛细血管充盈时间是否延长、穿刺侧下肢有无疼痛和感觉障碍。观察足背动脉 30 ～ 60 秒 / 次，双足同时触摸，以便对照。血栓形成多在术后 1 ～ 3 h 内出现症状，因此术后 24 h 要密切观察并做好记录。若趾端苍白、小腿疼痛剧烈、皮温下降、感觉迟钝，则提示有股动脉血栓形成的可能，应及时通知医师进行相应的处理。

【生命体征的观察】

根据患者病情及介入治疗术的不同，随时监测患者的心率、血氧饱和度、血压及呼吸变化，大部分行栓塞术患者术后均有不同程度的发热，体温为 37.5 ～ 38.5 ℃，护士应定时测量体温，并鼓励患者多饮水，以加速肾脏对对比剂、化疗药物

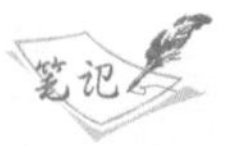

及毒素的排泄。对高热患者应及时查找原因，警惕并发症的发生，并给予物理降温或遵医嘱给予抗生素治疗。对因颅内疾病行介入治疗的患者，还应该注意观察患者的意识、瞳孔、语言及肢体活动变化，观察有无脑水肿、脑出血等情况的发生。对行溶栓术后的患者应密切观察有无出血倾向，警惕内出血的发生。

【疼痛的护理】

术后患者肝区可出现不同程度的刺痛或胀痛，通常 3 ～ 5 天后即可缓解，主要与栓塞后肝组织缺血有关。疼痛评估是疼痛控制最关键的环节，护士可掌握患者疼痛的原因、部位、程度、性质等。在了解病史的同时，还要观察患者精神状态和心理反应，这有助于发现那些需要特别精神心理支持的患者，以便做好相应的支持治疗。疼痛治疗开始后，应根据需要进行反复评估，目的在于观察治疗效果，并将用药调节至最恰当剂量。

（1）疼痛评估的内容

① 详细病史：患者的自述是疼痛评估资料的主要来源。

② 疼痛程度的评估：根据疼痛分级法（VRS）：0 级，无痛；Ⅰ级，轻度，可耐受，不影响睡眠，可正常生活；Ⅱ级，中度，疼痛明显，睡眠受到干扰，需用一般止痛及镇痛药；Ⅲ级，重度，疼痛剧烈，伴自主神经功能紊乱，严重影响睡眠，需用麻醉药物。

③ 疼痛特性的评估：包括疼痛定位、疼痛性质、疼痛发作方式、疼痛史。

④ 疼痛带来的影响评估：包括功能活动的情况、患者的情绪和心理状态、社会影响、并发症等。

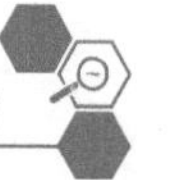

⑤ 体格检查：包括疼痛部位、神经系统及其他相关检查。

⑥ 诊断性检查：包括肿瘤学检查、影像学检查、普通实验室检查、神经生物学检查等。

（2）选择合适的疼痛评估工具。

① 数字疼痛评估标尺（NRS）：0 分，无痛；1 ～ 3 分，轻度疼痛；4 ～ 6 分，中度疼痛；7 ～ 10 分，重度疼痛。让患者自己说出疼痛的分值。

② 脸部表情评分法：0 分，无痛；1 分，微痛；2 分，较痛；3 分，更痛；4 分，非常痛；5 分，无法忍受的剧痛。

③ 教会患者使用疼痛强度评估标尺。

④ 准确并连续记录患者的疼痛强度。

⑤ 全程评估疼痛及相关护理问题。

五、健康教育

（1）指导患者保证充足睡眠，可做简单的有氧运动，如散步、打太极，康复期逐渐增加活动量，适当参加社交，多交流，树立战胜疾病的信心，保持心情愉快。

（2）指导患者进食高蛋白、高热量、高维生素、清淡、易消化软食，多吃蔬菜、水果，补充维生素及矿物质。禁食辛辣刺激、生冷及煎炸熏制食品。

（3）注意天气变化，适量增减衣物，预防感冒。保持室内空气清新，温湿度适宜。

（4）遵医嘱服药，定时定量，如有不良反应，应立即停药，并及时就医，不可擅自服药，以防止增加肝脏负担。

（5）锻炼计划应是循序渐进的，其中散步是一种最好的锻炼方法，每日不超过 1 小时，避免长时间、重体力锻炼。

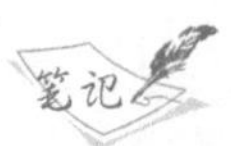

（6）定期复查，一般建议，第一次治疗后于 3 ～ 6 周时复查 CT 或 MRI、肿瘤相关标志物、肝功能、血常规等。

六、延伸护理

（1）建立延伸护理流程，制定患者随访制度，有完整的随访登记表。

（2）介入术后患者出院随访有电话随访、门诊随访、基于微信平台的随访。

（3）术后疼痛患者应有专门疼痛专科护士进行定期随访。

（4）随访内容包括：患者用药情况、穿刺部位情况、院外饮食情况、疼痛患者是否服用止痛药物、用药后不良反应情况及对策。

（5）随访住院期间护理工作满意度情况，针对意见和建议给予相应回复，并进行改进措施，以提高护理质量。

（陈艳霞）

参考文献

[1] TORRE L A，BRAY F，SIEGEL R L，et al. Global Cancer statistics，2012[J]. CA Cancer J Clin，2015，65（2）：87-108.

[2] 苏碧英 . 综合护理对肝癌患者介入术后并发症及生活质量的影响观察 [J]. 基层医学论坛，2018，22（18）：2506-2507.

[3] 林威宏，王家平 . 原发性肝癌的介入治疗现状及展望 [J]. 云南医药，2018，39（4）：361-364.

[4] 肿瘤诊疗规范与指南 . 国家卫生计生委办公厅关于印发原发性肝癌诊疗规范（2017 版）的通知 [M]. 北京：中国协和医科大学出版社，2017：387-413.

[5] 胡雁 . 实用肿瘤护理学 [M]. 上海：上海科学技术出版社，2013，4：79-82.

消融护理

一、适应证和禁忌证

【适应证】

（1）不能手术切除的中、晚期肝癌患者。

（2）从手术难度讲不可切除者、身体虚弱不能耐受手术者或拒绝手术的患者。

（3）单发结节直径≤ 6 厘米；多发结节数≤ 3 枚；肿瘤位置合适；肝功能无严重受损。

（4）主要针对那些肿瘤较大、较多，既无法手术治疗，采用其他方法如肝动脉化疗栓塞又无明显效果的患者，治疗的目的主要是降低肿瘤负荷，以减缓病情，减少痛苦并延长生命。

【禁忌证】

（1）有严重的凝血功能障碍，血小板＜ 40×10^9/L，凝血酶原时间＞ 30 s，凝血酶活动度＜ 40%，经输血、给予止血药等治疗仍无改善。

（2）大量腹水，经保肝、利尿等治疗后仍有较多腹水。

（3）肝性脑病较重、神志恍惚者。

（4）肿瘤体积过大如超过肝脏体积的 2/3，或弥漫性肝癌。

（5）有全身任何部位的急性或活动性的感染病变，待感染控制后方可治疗。

（6）肿瘤距离肝门部、胆总管、左右肝管、胆囊不足 0.5 cm 者慎用。

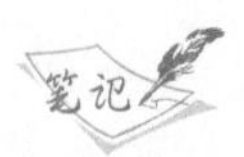

二、术前护理

【术前访视】

由于消融治疗是一种新的治疗方法，术中大多数患者处于清醒状态，患者不仅要承受恶性肿瘤带来的心理压力和经济负担，还要面临术中可能出现疼痛等并发症的焦虑、恐惧心理。护士了解手术具体操作过程，向患者介绍本手术的目的、意义、手术操作过程，以及患者在手术中需要配合医生的事项，在术中会出现的不适症状，使患者对手术有个大概的了解，减轻患者焦虑、紧张心理，增强其战胜疾病的信心，保持乐观心境，使其配合手术。全面了解病史，查看有关的实验记录，如肝肾功能、血常规、出凝血时间、心电图等，发现异常及时报告医生，并做好护理记录。

【护理评估】

（1）责任护士应参加术前讨论，详细了解手术部位、肿瘤与周围脏器的关系、影像特征、并发症发生的相关性等。

（2）责任护士于术前一日对患者进行体力状况评分、ADL评分及一般临床症状评估（包括生命体征、饮食情况、有无不适症状）。

（3）术前根据患者年龄、职业、文化程度对患者的依从性进行评估。

（4）制订护理计划。根据患者的病情、消融治疗的方法、年龄、性别、文化层次、心理状况及患者现存、潜在或可能出现的护理问题，制订相应的护理措施，以保证消融治疗安全。

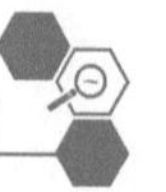

【术前指导】

术前一天协助患者在床上训练排大小便，解释排尿、便训练的重要性；局麻患者告知其手术过程中配合操作的重要性，指导并训练患者屏气及平静呼吸等动作，确保进针路径与肿瘤位置关系相对一致；全麻及手术部位靠近肠道的患者告知其胃肠道准备的重要性；同时还应告知患者手术大概需要的时间、手术部位，以取得患者的理解、合作。

【术前准备】

（1）患者准备。

①皮肤准备：术前一日洗澡或清洁穿刺区域皮肤，更换清洁病号服。

②胃肠道准备：患者术前一日晚餐不进固体或难消化食物，少吃甜食，避免腹胀；手术当日应根据手术情况禁食，局部麻醉术前 4 小时禁食，全身麻醉术前 12 小时禁食，术前 4 小时禁水；如一般营养状况较差者，应先建立静脉通路给予一定的支持治疗。

③影像资料准备：告知患者需将 2 周内行超声、增强 CT 或 MRI 检查影像资料准备齐全，便于手术医生掌握肿瘤位置、大小、数目、形状与大血管及周围脏器的关系，指导进针路径。

④其他准备：术前摘除金属饰物；女患者如月经期及时通知责任护士、医生；术前排空膀胱。

（2）家属准备。

①告知患者家属手术当日提前到病房等候，需签署手术知

情同意书。

②确保患者住院押金足够。

③鼓励患者家属术后陪伴患者。

（3）病房护士准备。

①协助完善各项化验及常规检查：术前进行血、尿、大便常规，肝、肾功能，凝血功能、肿瘤标志物、血型检查和感染筛查、心电图、X 线胸片等检查。

②根据穿刺点、进针路径进行手术区域皮肤准备，并检查有无皮肤破损及感染。

③术前访视病情行肠道准备。

④手术当日行碘过敏试验；建立静脉通路。

⑤测量生命体征，如有异常及时报告医生。

⑥术前 15 分钟肌内注射血凝酶 1 KU，维生素 K 110 mg，护送患者赴消融手术室。

（4）手术室护士准备。

①设备和材料。准备好吸氧装置、心电监护，消融治疗仪及相应治疗极、穿刺架或定位导航系统、引导针等。MRI 引导时，需使用磁兼容设备及耗材。手术室配备吸氧、吸痰装置，备有简易呼吸器、胸腔闭式引流包等；全身麻醉需要配备呼吸机及相关设备。

②药品准备。术前准备麻醉、镇静、镇痛、止吐、止血等药物，急救设备和药品。

（5）医生准备。

①病理检查。为明确诊断，建议行病灶穿刺活检病理检查。

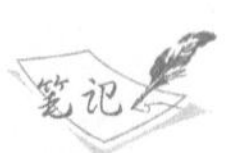

②制订消融方案。术前根据患者病情和医院条件进行讨论

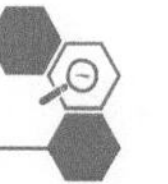

分析，选择适宜的引导方式、消融治疗设备，确定穿刺点、进针路径及布针方案。

③术前与患者及家属充分沟通，签署手术知情同意书。

三、术后护理

【术后常规护理】

（1）卧位护理。

①局麻患者术后平卧至少 6 小时，6 小时后可在床上做侧身、半卧等少量简单活动，24 小时以后方可下床活动，指导患者待病情稳定后尽早下床做轻微活动，促进其血液循环，防止并发症的发生。

②全麻患者去枕平卧 6 小时，头偏向一侧，保持呼吸道通畅；做好呼吸道管理，准备好吸引器。遵医嘱氧气吸入，协助患者翻身拍背；术后 6 小时待患者生命体征平稳后可取半卧位，24 小时后如无异常可在床边少量活动。

③生命体征观察：责任护士按护理常规或医嘱监测生命体征，护理记录单详细、及时、准确记录；患者术后返回病房即给予心电监护、严密观察生命体征及血氧饱和度情况。

（2）饮食指导。

①术后如无胃肠道反应可常规进水，鼓励患者多饮水，促进术中造影剂的排泄，减少对肾脏的损伤。

② 2 小时后待病情稳定可进半流质饮食，24 小时后恢复正常。

③患者术后卧床时间较长，胃肠蠕动减慢，容易引起便秘、腹胀，应多食含纤维高的食品，并鼓励患者多饮水；指导

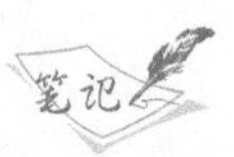

患者饮食以高蛋白、高热量、清淡、易消化食物为主，必要时进行营养支持。

【术区护理】

（1）治疗结束后手术室护士与病房护士详细交接患者情况，术中有无烫伤或冻伤的发生；对烫伤或冻伤的面积、数量、周围组织情况进行记录；返回病房后提供宽松病服，保持局部皮肤干燥，减少物理性刺激；局部如有水泡，较小的水泡无须处理，2 ～ 3 周后自行吸收干枯结痂，脱落后创面可愈合；较大水泡经消毒后予以无菌注射器将泡液抽出，无菌敷料覆盖。

（2）注意观察和保护穿刺部位皮肤。观察术区皮肤的温度、色泽变化，以及术区渗出情况，如渗出较多及时更换敷料，保持术区清洁。

【疼痛的护理】

胸痛与壁层胸膜受刺激有关，特别是肿瘤靠近胸壁时更易发生。疼痛评估是疼痛控制最关键的一步，了解疼痛的原因、部位、程度、性质。在了解病史的同时，还要观察患者精神状态和心理反应，这有助于发现那些需要特别精神心理支持的患者，以便做好相应的支持治疗。疼痛治疗开始后，应根据需要进行反复评估，目的在于观察治疗效果，并将用药调节至最恰当的剂量。疼痛评估相关内容见前文。

【发热的护理】

主要为肿瘤坏死引起的吸收热及肿瘤周围组织出现的炎性反应所致。告知患者术后发热是由于肿瘤组织吸收引起，安抚

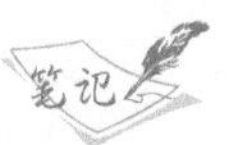

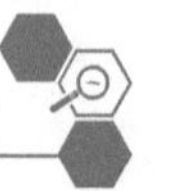

患者情绪；加强皮肤护理，汗湿后及时为患者更换衣物及床单，注意保暖，鼓励患者多饮水。一般高热持续一周，给予对症治疗。

四、健康教育

（1）定时开窗通风，更换清新空气。

（2）减少探视，保持病室及床单位的清洁。

（3）术后 3 日内避免洗浴以防伤口感染。

（4）术后 24 小时后可下床轻微适当活动，可以防止压疮发生，促进康复。锻炼计划应是循序渐进的，其中散步是一种最好的锻炼方法，每日不超过 1 小时，避免长时间、重体力锻炼。

五、心理护理

（1）患者心理疏导：鼓励患者采取积极乐观的态度面对疾病，树立战胜疾病的信心；保持良好的心态，正确对待疾病。

（2）家属指导：家庭的关注对患者尤为重要，指导家属努力为患者创造一个温馨、和谐的生活氛围；协助生活护理，督促功能锻炼，多与患者沟通、交流，满足患者的需求，增强其战胜疾病的信心，做好患者坚强的后盾。

（杨玉红）

TIPS 护理

一、适应证与禁忌证

【适应证】

（1）门静脉高压症伴食管胃底静脉曲张破裂出血。

（2）反复发作性静脉曲张破裂出血且经内科治疗无效者。

（3）门静脉高压症致顽固性腹水。

（4）布加综合征肝移植术前的过渡治疗。

（5）肝硬化并发肾功能不良者。

（6）门静脉高压症合并脾功能亢进。

【禁忌证】

（1）右心衰竭伴中心静脉压升高。

（2）肝脏多囊性病变。

（3）严重肝功能损伤。

（4）巨大肝癌 侵犯肝门，可能妨碍内支撑器置放。

（5）肝内或全身急性感染。

（6）严重肝性脑病尚未得到有效控制者。

（7）门静脉血栓形成。

（8）凝血机制障碍。

（9）肝内大血管周围的肿瘤。

（10）颈内静脉、腔静脉血栓性闭塞，门静脉海绵窦形成。

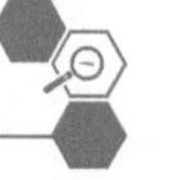

二、术前护理

【术前访视】

在 TIPS 治疗手术前，根据介入治疗方法，患者的年龄、性别、文化层次、心理状况及患者现存、潜在或可能出现的护理问题，制订相应的护理措施以保证介入治疗安全。向患者讲解 TIPS 介入治疗的优点、必要性、注意事项等，减轻患者焦虑、烦躁和恐惧心理，增强战胜疾病信心。

【术前指导】

（1）饮食指导。术前指导患者进食营养丰富的食物，禁食坚硬、粗糙的食物，戒烟、戒酒。对食欲差者，可遵医嘱静脉注射葡萄糖、氨基酸、脂肪乳等营养物质，以确保患者获得足够营养，提高机体免疫力，增加对介入治疗的耐受性。

（2）排泄训练。术前一天指导患者在床上排尿、排便，防止术后尿潴留。指导患者术后避免增加腹压的动作，如用力排便、咳嗽等，防止介入治疗穿刺点出血。

（3）呼吸训练。指导患者做好呼吸训练，告知患者当医生自肝静脉向门静脉穿刺时，应吸气后屏气不动，使医生容易进针成功。

【术前准备】

（1）完善检查。

① 常规检查肝、肾功能，出凝血时间、血尿常规、心电图等。

② 上消化道胃镜检查了解食管静脉曲张程度。

③ 术前一周内同时做肝右静脉和肠系膜上动脉间接门脉

造影，采取不同体位摄片技术，以观察两者的空间关系。

（2）患者准备。

① 指导患者术前 4 小时可少量进食易消化流质或半流质饮食，以便患者保持一定体力。详细询问患者有无药物过敏史，备好术中所需药物。

② 术前腹股沟、颈部及会阴部备皮，术前一晚沐浴。

③ 术前晚要保证睡眠。

④ 嘱咐患者进入手术室前排空膀胱。

（3）护士准备。

① 消化道大出血，评估患者的失血量，监测患者的神志、血压、尿量、面色、末梢循环，积极配合医生抢救；完善急诊介入的术前准备及宣教指导。术前建立多条静脉通路，输注降低门静脉压力药物并调节好滴数。给予止血、扩容、补液等治疗。

② 择期介入患者：避免并消除引起腹压升高的因素，预防消化道出血。遵医嘱术前用药，术前 2 ～ 3 天口服肠道不吸收的抗生素，减少肠道细菌量，用生理盐水清洁灌肠，可用食醋加生理盐水或乳果糖保留灌肠，避免胃肠道残血被分解产氨，诱发肝性脑病。做好皮肤护理及口腔护理等，以减少并发症。对患者进行有利于介入的呼吸练习，如屏气、深呼吸，训练卧床排便、排尿，预防术后尿潴留。做好治疗前准备工作，如备皮、过敏试验、备药物等。精神紧张的患者，术前 30 分钟可给予镇静剂。

（4）手术室护士准备。

① 手术所需的各种导管、支架、器械等准备妥当。

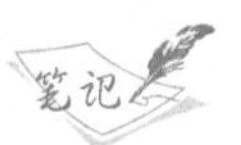

② 完善各种抢救药物、心电监护、氧气、吸引器、呼吸

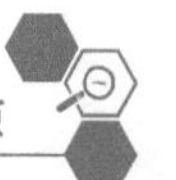

辅助装置等急救设备。

③ 保持介入手术室清洁、安静、规范消毒，调节室内灯光，保持适宜的温度、湿度。

④ 向患者简要介绍导管室的环境、仪器，消除患者的孤独与恐惧，并将手术进行过程中需要患者配合的地方告诉患者。

三、术中配合

【体位准备】

协助患者仰卧于导管床上，一般经右颈内静脉穿刺插管，充分暴露穿刺部位，协助医生进行常规皮肤消毒及局部麻醉。

【病情观察】

连接心电监护，嘱患者保持平静呼吸状态，避免咳嗽及大幅度运动，以减少出血的危险。密切观察患者有无不适，如血压、脉搏、面色及有无疼痛等，以便及早发现和处理并发症。

【配合操作】

（1）常规准备后，选择右下颌角 2.5 cm、胸锁乳突肌前缘处为穿刺点行颈内静脉穿刺。

（2）将 Pups-100 肝穿装置自右颈内静脉送入肝静脉开口部，调整 Pups-100 尖端方向穿刺进入门静脉，将超滑导丝通过肝内分流道送入门静脉主干或脾静脉，沿导丝插入导管行门静脉造影及测压，随后行肝内门脉分流道球囊扩张，送入金属支架释放系统，定位后释放。

（3）随后再次测门静脉压，门静脉造影后示分流道血流通畅。术后加压包扎，返回病房。

四、术后护理

【常规护理】

（1）卧位与休息。为防止患者穿刺部位出血，增加舒适感，指导患者平卧位或半卧位，减少颈部活动，保持伤口敷料干燥。绝对卧床24小时，48小时限制活动，防止因过早活动而引发腹腔出血等并发症。

（2）病情观察。密切观察生命体征、意识、腹部症状和体征、肝功能、水及电解质平衡，记录24小时出入量。

（3）穿刺部位的护理。术后24小时内应严密观察穿刺部位有无渗血、出血及皮下血肿形成，并观察穿刺侧下肢皮肤的颜色、温度、肌力及足背动脉搏动情况，有无疼痛和感觉障碍，防止发生下肢动脉血管栓塞。TIPS术后颈静脉穿刺点用沙袋压迫2～4小时，如局部出现血肿，应排除积血，重新压迫。

（4）饮食指导。术后禁食4～6小时，从流质开始过渡到正常饮食，保证热量供给。上消化道出血者，出血停止后给予冷流质，逐渐过渡到半流质、软食，忌食粗糙和过烫食物；肝功能异常者，限制蛋白质和肉类的摄入。禁烟酒。

（5）心理护理。肝癌门脉高压肝硬化患者病程较长，症状不易改善，预后较差，因担心治疗效果患者往往表现得情绪低落、焦虑等，护士应关心体贴患者，主动多与患者交谈，分散其注意力，缓解和消除不良情绪，加强巡视，护理操作应轻柔。加强环境管理。保持室内安静、清洁，营造一个舒适的住所，利于疾病恢复。

（6）营养支持。患者体质虚弱，加之手术时间长，患者消

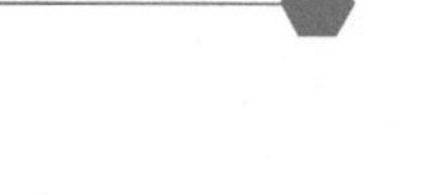

耗大，术后食欲差，应加强静脉高营养。予以通便药物，保持大便通畅。

【并发症的护理】

（1）感染。体温变化是反映有无感染存在的客观指标，由于穿刺肝脏可以出现一过性的吸收热，术后 1 ～ 3 天可以有轻度体温增高。有肺部感染及合并败血症时体温可达 38.5 ℃以上。遵医嘱给予物理或化学降温，抗生素规范应用，严格执行无菌操作，保持室内安静、清洁、舒适，利于病情恢复。

（2）腹腔内出血。观察患者有无心悸、气促、烦躁、脸色苍白，如患者突然心率加快，血压先升后降，或出现腹部剧痛、压痛、反跳痛、肌紧张，或短时间内腹围增大、移动性浊音范围改变、肠鸣音增强或减弱、血红蛋白下降、持续黑稀便等，要警惕腹腔出血可能，做好应急处理。

（3）肝性脑病。TIPS 最常见的并发症。严格观察患者有无意识、精神异常表现，如兴奋易激动、幻听、幻想、手足扑翼样震颤及步态不稳、烦躁不安，严重者可致昏迷。治疗原则以清除体内多余的氨为目的，同时纠正代谢性酸中毒：还应该注意限制蛋白质摄入，保持大便通畅，用乳果糖和稀醋酸溶液灌肠导泻，清除肠内积血和含氨物质，静脉点滴精氨酸、支链氨基酸、大剂量的维生素 C 等，适当应用抗生素以减轻内毒素血症，防止肝肾综合征的发生。注意患者安全，留专人守护；禁用安眠、镇静、镇痛、麻醉类药物；做好基础护理，预防压疮。

（4）急性心力衰竭、肝衰竭。加强心力衰竭症状、体征的观察；指导患者半卧位；吸氧，减少活动，减少机体耗氧量；记录出入水量，控制补液量及速度。

指导患者进低盐、易消化的饮食；予以强心、利尿、扩血管药物，及时评估用药效果。加强对肝功能的监护，手术后要密切观察患者肝功能变化，采取一定的护肝措施。

（5）肺动脉、脑动脉栓塞。由于患者原先就存在血栓或癌栓，同时导管在血管内的反复操作，均有可能诱发血栓。分流后，栓子随血流上行，容易导致肺栓塞，亦有脑栓塞发生的报道。术后密切观察患者有无胸痛、呼吸困难、咳嗽、咯血及肌力下降、肢体活动障碍等症状发生，及时与医生沟通，做好抢救配合。

（6）气胸。术后密切观察患者呼吸是否平稳，呼吸困难者应行急诊胸部摄片以明确诊断，有少量气胸而呼吸较为平稳者可待其自行恢复，肺压缩超过30%或呼吸困难明显者应立即穿刺抽吸，有张力性气胸者立即给予胸腔闭式引流。

五、健康教育

（1）使患者保持稳定的情绪，以积极乐观态度应对较长的治疗过程。休息、饮食与门脉高压症的发病有密切关系，患者应注意休息，保证充足睡眠，避免劳累和重体力劳动，参加适当的锻炼，如打太极拳、练习瑜伽、散步等。

（2）禁烟酒，少喝咖啡和浓茶。避免粗糙、干硬、过烫、辛辣食物。保持大便通畅。

（3）保持室内环境清洁舒适，防止感冒咳嗽。

（4）遵医嘱服用保肝药，定期复查肝功能、血常规、电解质。

（5）定期门诊随访，如出现黑便、呕血、腹胀、下肢水肿等应及时就诊。

（平春霞）